末期がん
「おひとりさま」でも大丈夫

長田昭二

文春新書

1476

はじめに　医療ジャーナリストが「がん」になって

僕の病気は前立腺がん。病期は「ステージ4」。がんの病期分類はゼロから4までの五段階。「4」の後はない。現状を分かりやすく言い換えると、「末期がん」となる。

いまこの原稿を書いている二〇二四年八月の時点で、すでにがんは前立腺から胸椎や肩甲骨、腰椎などに転移している。化学療法（抗がん剤治療）を受けてはいるものの、これはあくまで延命が目的の治療であって、根治を目指すものではない。僕の視野は、そう遠くない先にある人生のゴールをぼんやり捉え始めている。

検査や治療から逃げ回っていた

昭和四十（一九六五）年生まれの僕は、現在五十九歳。職業は「ライター」「ジャーナリスト」「ノンフィクション作家」など色々な呼ばれ方をするが、日本医学ジャーナリスト協会という組織に所属し、書く原稿の八割方が医療関連なので、「医療ジャーナリスト」

と紹介されることが多い。日々全国の医療機関に出かけては新しい治療技術や新薬開発の状況、医療制度や医療現場の問題点などを取材し、それを記事にして新聞や雑誌、ウェブサイトなどを通じて報じるのが僕の仕事だ。

日本人の二人に一人はがんにかかり、三人に一人はがんで命を落とす——。

これまで何十回このフレーズを新聞や雑誌の原稿で書いてきたか分からない。がんは身近な病気だ、でも早期発見、早期治療をすれば治せる、あるいはがんと共存しながら長生きできる可能性がある、ということを伝える記事の冒頭に、このフレーズはとても便利だ。

しかし、いざ自分が「二人のうちの一人」に認定され、近い将来「三人のうちの一人」に入ると宣告されると、やはり考えるところはある。

日頃病気の恐ろしさを説き、病気になったらどうすべきか、またそうならないためにどうしたらいいのかを取材して歩いている者が、病気の当事者になってしまったのだから「面目ない」では済まされない。これまで僕が書いてきた医療記事は何だったのか、という責任問題にもつながりかねない。

でも、過去の記事にウソはないので安心してほしい。単に僕が自分で書いた注意点を守らず、検査や治療から逃げ回っていたことがすべての原因なのだ。

「痛み」や「苦しみ」が好きな人はいないだろうが、僕はこうした「苦痛」に対して人一倍警戒心が強い。早い話が「こわがり」なのだ。しかも、嫌なことや面倒なことを簡単に後回しにする性格でもある。がんの転移を許した背景には、そんな僕の性格が少なからず関係しているようだ。

理由はどうあれ医療記事を書いている者ががんになり、それを転移させてしまったことは事実である。

しかし、僕の失敗は今後がんにかかる可能性を持つ、もしくは、現在がんを患っている多くの読者に役立つかもしれない。なので恥を承知の上で、僕の経験を記しておきたいと考えた。自分の失敗を公開することで、医療ジャーナリストとしての失敗を許してもらおうという魂胆なのだ。

「おひとりさま」の闘病は忙しい

超高齢社会の進展により、配偶者を失って一人で暮らす高齢者が増えている。熟年離婚も珍しいことではなくなり、そもそも結婚をせず、生涯独身という選択をする人も少なくない。

じつは僕もそんな「おひとりさま」の一人だ。

僕の場合、自分の意思で独身を続けているわけではない。二度も女房に逃げられた「バツ2」だ。僕のがんが見つかったのは二度目の離婚の後なので、独身になってから——ということになる。

自分ががんになり病院通いをするようになって気付いたことがある。僕がかかる泌尿器科は男性患者が多いのだが、待合室を見渡すと夫婦連れが多く目につく。患者である夫のほうは待合室のイスに座って何するでもなく過ごしているのに対して、妻のほうが、おそらく夫の病気に関する情報が載っているのであろう本や雑誌を熱心に読み込んでいる。

夫婦でいればそこに補完作用が働き、共に危機を乗り越えられるのかもしれないが、おひとりさまががんにかかると、すべてのことを自分で決断し、自分で処理していかなければならなくなる。「女房まかせ」ができない男の独り者ほど情けないものもない。

治療の選択やスケジュールは医師と相談して進めるにしても、日常に起こる身の回りのこと、特に「仕事」に絡むことはきちんと整理しておかないと、いろんな人に迷惑をかけることになる。

いまの僕はこうして原稿を書ける体力があるが、いずれは自由に体を動かすことができなくなり、寝たきりに近い状況に陥るのだろう。そうなったとき、おひとりさまはどう対処すればいいのか。これからの自分にどんな症状が出て、どのように苦しみ、どうすればその苦しみを和らげられるのか、あるいはできないのかも知っておきたい。

また、自分が死んだ後のことも、事細かに指示しておく必要がある。財産や自宅（賃貸マンション）の後始末は家族がいれば任せられるが、独身者は自分である程度片づけてから、あるいは信頼できる人に依頼してから死ななければならない。

このように、現代では死んでいくにも何かと事前の手続きが必要で、おひとりさまはそれらをあらかじめ済ませてから人生を終えなければならない。「病気になった」「がんになった」と悲嘆に暮れている場合ではない。いろいろと忙しいのだ。

ただ、がんの闘病においては、おひとりさまならではのメリットもある。詳しくは本編で触れるが、病院選びや医師選びの対象範囲が広がる点は、〝家族持ち〟に比べて有利だ。また財産を残す必要が無ければ、人生の最終盤を経済的に余裕をもって過ごすことができるかもしれない。

そのなかでも最大のメリットは、死によって「最愛の人との別れ」を経験しないで済む——という点に尽きるだろう。これも本編で詳しく書くが、死がもたらす最大の悲劇はこの〝別離〟だ。しかし、おひとりさまは事前に最愛の人との別離を済ませているか、最愛の人を持たない人生を過ごしてきたかのいずれかだ。このことが、これから死にゆく者のストレスを軽減する作用は計り知れない。

人は家族や恋人を連れて死ぬことはできない。ならば、死ぬときはおひとりさまのほうが絶対に有利だ。一人で旅立つのは寂しいが、愛する人を悲しませずに済むと思えば我慢もできる。最愛の人と別れる辛さよりは、はるかにマシなのだ。

僕の「失敗」から学んでほしい

いまの僕にできることは、がんが発覚するまでの流れ、がんにかかったら体にどんな変化が生じるのか、その時々でどんな検査や治療が用意されているのか、その医療行為にはどんな副作用や合併症があるのか、がんの治療にはどれくらいのお金がかかるのか——といったことを、患者兼ジャーナリストとして包み隠さず書き残しておくことだろう。

最初から通して読むと、がん治療の全体像が把握できるようになっているが、自分が置かれている状況に応じて、抗がん剤について知りたいなら第七章、緩和ケアについて知りたいなら第九章と、必要な部分だけを読んでいただいてもかまわない。

なお、本書のタイトルには「末期がん」という言葉が入っている。残酷な響きを持つこの言葉は、心ある医療者は使わないし、僕もこれまで自分が書く記事で使ったことはなかった。しかし、今回は対象が自分自身なので、あえて使用することにした。他意はないのでご理解ください。

末期がん「おひとりさま」でも大丈夫　◎目次

第四章　心身と生活の変化

第八章 終活がはじまる

最後の「第九」演奏会
盛大な「生前葬」が始まった

第九章　おひとりさまの死に場所選び

抗がん剤が効かなくなったら……
身体機能が急速に低下する「下り坂」
坂道に入るまでの準備が重要
頼れる「かかりつけ医」を見つける
病院も在宅も「看取り」まで保険診療
痛み対策の選択肢が増えた
スピリチュアルペインと信仰
苦しまない最期のために
時代の変化と終末期医療
残りの人生でやっておきたいこと

おわりに　最期の瞬間まで自分で決める

著者の「がん」治療年表

2016年8月（51歳）	血液検査の結果、PSA（前立腺がんの腫瘍マーカー）の数値に異常あり

〜〜〜〜〜〜 約3年半にわたって放置 〜〜〜〜〜〜

2020年1月（54歳）	血尿が始まる
2020年2月	人生で初めての膀胱鏡検査を受ける
2020年3月	ターゲット生検による前立腺生検を受け、がんが発覚
2020年7月（55歳）	前立腺の全摘を拒否し、HIFU焼灼術を受ける
2020年12月	PSAが危険な数値に達し、手術回避が困難に
2021年6月	胸椎と肺にがんが転移し、「末期がん患者」となる
2021年8月（56歳）	前立腺全摘術を受ける。同時にホルモン治療を開始
2022年6月	経口の抗がん剤の服用を開始（2023年6月に終了）
2023年7月（58歳）	遺伝子パネル検査を受けるが、「治験不参加」を決断
2023年9月	全身MRI検査の結果、全身の骨に多発転移が分かる
2023年11月	点滴による化学療法開始

第一章　検査がこわい

発見のきっかけは離婚だった

僕のがんとの付き合いは、離婚から始まった。といっても、がんという病気は離婚したからといって体のどこかにできるという性質のものでもない。発見のきっかけが離婚だった、ということだ。

二〇一四年の春、僕は九年間連れ添った女房と離婚した。子どもはいない。

僕は四十代前半で夫婦で始めたランニングを趣味とし、暇さえあれば神宮外苑や皇居の周りを走り回っていた。マラソン大会にも積極的に参加し、フルマラソンの自己ベストは四時間二十八分と平凡以下だが、東京マラソンやホノルルマラソン、香港国際マラソンなどの大会のほか、日本各地で開催されるレースを夫婦で走ることを楽しみとしていた。

周囲の誰からも仲のいい夫婦と思われていたし、僕自身もそう思っていたところに、突然降って湧いた離婚という出来事に、僕は強いストレスを負って食事ができなくなった。それまで七十三キロだった体重が、わずか二カ月で五十八キロまで減少。その変貌ぶりは周囲の人を確実に驚かせた。中には悪い病気を疑って、痩せたことに触れようとしない人もいる。こちらから先回りして事情を説明して、「どうか心配しないでほしい」と頼み込むことも珍しくなかった。

ただ、痩せた理由こそ健康的ではないが、体重が減ればマラソンのタイムは自動的に良くなる。精神状態は最悪でもタイムが短縮されれば、それ自体は素直にうれしい、というより、当時の僕には他に喜ぶべきことが無かったのだ。それに走っている間は嫌なことを忘れられる。僕は以前にも増して走るようになっていた。

どんなに走っても、元に強烈なストレスがあるので空腹は感じない。だから食べない。暑い日に練習と称して十キロや十五キロの距離を走れば喉は渇くし、もっと言えば体は脱水状態だ。そんなところに水ではなくビールを流し込み、何も食べないでいるのだから体にいいわけがない。自分自身でも危険であることは承知していたが、それでも走らずにはいられなかった。

いま思うと自暴自棄になっていたのだ。

二〇一六年八月。猛暑の日曜の午後、炎天下の皇居周回路を十五キロ走って帰ってきて、トイレに入った僕は、「真っ赤な尿」を見て仰天した。

普段自分の尿の色をじっくり観察することはないが、大体は無色透明か、多少色が付いていたとしても、黄色というか淡いレモン色といった感じだろう。ところがその時見た尿は、「濃い紅茶」のような、尿の色としては初めて見るものだったのだ。

「これが世に言う血尿か……」

急に恐怖を感じた僕は、自宅近くの内科医院を受診し、血液検査を受けた。結果としてこのときの「真っ赤な尿」は、炎天下で走ったことに伴う脱水症によるもので血尿ではなかったのだが、一つ気になる所見が得られた。前立腺がんの腫瘍マーカーであるPSAの数値が三・五と、正常値の中では極めて高い値だったのだ。

PSAとは何か

PSAとは「prostate specific antigen」というタンパク質分解酵素の略称で、日本語にすると「前立腺特異抗原」。このPSAという物質が生体内でどのような役割を担っているのか、詳細なことは分かっていない。ただ前立腺にがんや炎症が生じると、血液中に入り込んでいくPSAが多くなることが分かっている。そこでPSAを利用して、前立腺がんの発見につなげる方法が構築されていったのだ。

一九八〇年代以降、血液中のPSAの濃度が一定以上（四・〇ナノグラム／ミリリットル以上）になると、統計的に見て前立腺がんにかかっている確率が高い――と判定する指標が作られ、基準値を超えた人にはMRI（磁気共鳴画像）などの画像検査を経て、前立腺の組織検査が推奨されるようになった。

誤解しないでほしいのだが、ＰＳＡが四・〇を超えたからと言って、それだけで自動的に前立腺がんと診断されるわけではない。あくまで「がんである確率が高い」ということであって、がんか否かを判定するには生体組織検査（生検）を受ける必要があるのだ。事実、ＰＳＡが四・〇以上で前立腺がんではない人も大勢いる。

とはいえ、生検を受ける目安となる腫瘍マーカーの精度が高まったことで、何の症状もない早期の前立腺がんの患者を洗い出せるようになったことは、医学の大きな進歩だ。

ＰＳＡの血中濃度は前立腺がん以外にも、前立腺に炎症が起きただけでも上昇する。自転車やバイクのような「跨《また》がる乗り物」に乗ったり、射精しただけでもその数値は高まる。なので正確なＰＳＡ値を測るには、検査前二週間程度はそれらの行為を避けるのが理想的だ。

真っ赤な尿が出た時の僕のＰＳＡの数値は、基準値の「四・〇」には届いてはいなかったが、医師は定期的に血液検査をして数値の推移を見ることを勧めてくれた。僕は月に一回その内科医院に通い、三カ月に一度のＰＳＡ検査を受けるようになった。

その後、僕のＰＳＡの数値は微増を続け、一年後には「四・〇」の大台を確実に超えるようになっていた。ＭＲＩ検査を受けると、前立腺に小さく白く光るものが写り込んでいた。

この時点で、前立腺がんの疑いは、かなり濃厚なものになっていた。

前立腺がんでの死者は毎年一万三千人

前立腺がんは日本では近年、食道がんや膵がんと並んで男性において増加傾向にある。毎年約九万人に前立腺がんが見つかり、二〇二二年には一万三千人ほどがこの病気で命を落としている。

前立腺とは男性の膀胱の下に接するように存在する器官。精巣で作られた精子を守り、栄養を与える「前立腺液」を作る生殖器官としての性格が強いが、前立腺の中央を尿道が走っているので、尿が漏れないように尿道を締め付ける「ストッパー」の役割も兼ねている。あとで詳しく触れるが、手術で前立腺を摘出すると、いくつかあるストッパーの内の一つが無くなる。さらに、最も重要なストッパーである尿道括約筋が緩むことから、一時的に、あるいは永久的に、「尿漏れ」「尿失禁」などの合併症を招くことになる。

前立腺がんは多くのがんの中で比較的「足の遅いがん」とされる。がんが見つかってからもゆっくり進むことが多く、しかも早期で見つけられればいくつかの有効な治療法があるので、前立腺がんにかかりながら長期生存している患者は少なくない。

患者数はなぜ増加しているのか？

そんな前立腺がんの患者数が近年日本で増加傾向にある理由は大きく二つある。

一つは平均寿命が延びたこと。前立腺がんは七十歳以上で罹患することが多く、長生きするほどどこの病気にかかるリスクが高まるのだ。平均寿命が若い国だと、前立腺がんが見つかる前に別の病気で命を落としてしまうので、前立腺がんにかかる機会すらない——ということになる。

日本も以前はそうだった。胃がんなど「足の速いがん」で亡くなる人が多かった時代は、前立腺がんで命を落とす人は少なかった。また高齢まで生きて前立腺がんにかかったとしても、あとからかかった胃がんや肺がんなど別の病気で命を落としてしまうと、死因は前立腺がんにはならない。胃がんや肺がんなどの病気で亡くなった高齢男性の遺体を解剖すると、それなりの確率で前立腺がんが見つかる——という時代もあった。つまり、前立腺がんにかかっていても見つからないで過ごしている人が多かったのだ。

前立腺がんが増えている二つ目の理由は、検査を受ける人の数が飛躍的に増えたことが挙げられる。

二〇〇二年に平成の天皇（現在の上皇陛下）が前立腺がんにかかっていることを公表したことから、この病気への関心が一気に高まり、ＰＳＡ検査を受ける人が急増した。結果として、日本における前立腺がんの発見率は急激に高まったのだ。

前立腺がんの厄介な点として、早期での自覚症状が無い――という点が挙げられる。食道がんの「胸やけ」、大腸がんの「血便」など、がんを疑わせる自覚症状が、早期の前立腺がんには無い。それだけに早期発見の手掛かりとなるＰＳＡの存在は大きい。

僕の場合は「血尿の疑い」をきっかけにＰＳＡの測定を開始した。すでに触れたとおりそれはがんによる出血ではなかったが、継続的にＰＳＡを測ったことで、次第に前立腺がんの存在が浮かび上がっていく。最初に前立腺がんを疑ってくれた診療所の内科医のファインプレーなのだ。

忙しさを理由に検査を後回し

話を戻そう。ＰＳＡの数値が「四・〇」の大台を超え、近所のかかりつけ医は泌尿器科の受診を勧めてくるようになった。だが、僕は仕事の忙しさを理由に、受診を後回しにし続けていたのだ。

当時の僕は仕事量が右肩上がりで増えている時期で、実際問題として「検査や治療を受けている暇がない」状況ではあった。会社員ではなくフリー（自営業）の僕は、働けば働くだけ売上げは伸びる。だから「忙しいことがうれしい」という思考に支配される。忙しさを理由にすれば何でも片が付くような感覚に陥っていた僕は、恥かしい話だが目先の銭につられて検査を後回しにしてしまったのだ。

働き盛り世代の人ががんなどの重大疾患にかかり、手遅れになるケースの多くが「忙しさ」を理由にしている。今後働き方改革が進めばこうした考え方の人も減ってくるのかもしれないが、僕は「旧い世代」の最後尾に間に合ってしまった。

そしてもう一つ、私生活が充実していたことも挙げられる。離婚のストレスで痩せた体を鍛え直す肉体改造が成功し、趣味のマラソンが面白くて仕方ない時期でもあったのだ。若い頃からスポーツに親しんで体力を付けてきた人と違って、中高年になってからの急拵えで体格がよくなったタイプの人間は、人生において失敗することが多いような気がする。少しばかり胸板が厚くなったり腹が凹んだだけなのに、何だか偉くなったような、あるいはモテているような錯覚を起こすのだ。僕などもまさにその一人で、病気のことを無視して、暇さえあれば神宮外苑の周回路を走り回り、その時間が無ければ腕立て伏せをする。そしてプロテインを飲みながら「がんの早期発見の重要性」を説く原稿を書く毎日。言っている（書いている）こととやっていることが完全に乖離していたのだ。

「苦痛」と「恥ずかしさ」のために……

仕事の忙しさや私生活の充実ぶりを理由に挙げてはいるが、僕が病気と真剣に向き合おうとしなかった最大の理由は別にある。じつに情けない話だが、検査がこわかったのだ。それは検査に伴うであろう「苦痛」への恐怖もさることながら、一番嫌だったのが、人前で生殖器をさらけ出すことへの「恥ずかしさ」だった。

前立腺がんの検査となると、膀胱鏡検査は避けて通れない。陰茎から尿道内に内視鏡を挿入し、尿道と膀胱の内部を観察するこの検査の苦痛については、かつて仕事の発注元だった出版社の社長から聞かされた体験談が強烈に印象に残っていた。

詳しいことは忘れたが、必要があって膀胱鏡検査を受けたその社長は、あまりの激痛に耐えかねて、検査途中で膀胱鏡を自分で引き抜いた――と話していた。かなり話を盛る人なので大いに脚色された話だとは思うが、膀胱鏡の痛みを語るときの社長は目に涙をためていた。彼が経験した苦痛は、あながち大嘘でもなさそうだった。

最近は胃カメラや大腸内視鏡検査でも鎮静剤を使って行う「無痛検査」をウリにする医療機関が増えている。僕もこれらの検査を受けるときは無痛検査を選ぶ。一度でもその快適さを経験してしまうと、もう元には戻れない。

胃カメラや大腸内視鏡検査でさえあれほどつらいのに、陰茎にカメラを入れる検査が痛くないはずがない——と僕は思っていた。その恐怖心を、例の社長の体験談が強力に補強していたのだ。

もう一つの「恥ずかしさ」は想像に難くないと思う。人様に生殖器を見せることに快感を覚える人もいるとは伝え聞くが、少なくとも僕にその趣味はない。まして検査ともなれば女性の看護師が立ち会うこともあるだろう。先方は仕事で見慣れているとはいえ、こちらは女房やそれに準じる立場の女性以外にご覧に入れることに慣れていない。全身麻酔をかけて行う手術なら意識を失うので何をされても構わないが、膀胱鏡検査は麻酔成分の入ったゼリーを使う程度なので、被験者の意識は鮮明だ。

いい年をしてそんなことを恥ずかしがることを恥ずかしいと思うべきなのかもしれない

が、なるべくなら避けたいものだと思っていた。

しかし、当然のことながらそんな言い訳は病気には通じない。ついに検査を免れない状況に陥ってしまった。

血尿が始まった

二〇二〇年一月、今度はホンモノの血尿が始まった。前回は炎天下でのランニングで脱水症になり、「血尿みたいな濃い色のおしっこ」が出たわけだが、今回は寒い冬のことなので脱水は関係なさそうだ。前立腺がんによる血尿と考えるのが妥当だ。

血尿は「見た目」で大きく二種類に分けられる。尿の最初から最後までを通して同じ色合いの尿が出るタイプと、最初は赤味の濃い色だが次第に色が薄くなっていくタイプ。前者は膀胱内ですでに尿が血液と混じり合っているので色合いが一定になる。出血部位は腎臓か、腎臓から膀胱までをつなぐ尿管、そして膀胱が疑われる。一方後者は、膀胱から先の尿道（途中の通り道である前立腺を含む）のどこかで出血しているので、尿の出だしが特に赤いという特徴がある。

僕の血尿は後者だった。これで前立腺がんの可能性が一層高まったことになる。

僕は血尿に気付くのが遅れた。

わが家では妻と暮らしていた頃から「便器の周囲が汚れる」との理由で、男の僕も座って排尿することが多かった。これだと便器周りの衛生は保たれる半面、自分の尿の色を確認せずに流してしまうので血尿に気付きにくい。僕はたまたま駅のトイレで用を足したときに、白い小便器を染める赤い尿を見て気付くことができたが、外出する機会の少ない高齢者で、「座りション」が常態化している男性は要注意だ。衛生面での多少の問題はあるにしても、一日一回は立ちションをして、尿の色をチェックしてほしい。

ただ、今回の僕の異変は、尿だけではなかった。精液にも血液が混じるようになったのだ。これはじつに衝撃的な出来事だった。「血精液症」という症状があることは以前取材して知ってはいた。必ずしもがんとの関連ばかりではなく、様々な要因から起きる症状であることも知ってはいた。しかし、僕の場合は状況から考えてがんが原因と考えるべきだろう。

膀胱鏡検査は無痛だった

ここまでくると、もう「検査がこわい」などと暢気なことを言ってはいられない。二〇二〇年二月十九日。僕は人生で初めての膀胱鏡検査を受けた。

ここで一つ言葉の整理をしておきたい。「尿管」「尿路」「尿道」の違いについてだ。尿管とは腎臓から膀胱までの管、尿道とは男性の場合、膀胱の出口から陰茎の先までの道、そして腎臓から膀胱を経て陰茎の先までのトンネルを総称して尿路と呼ぶ。今回僕が受けたのはこの中の「尿道」の内部を観察する検査。PSA検査を受けていた近所のかかりつけ医に紹介状を書いてもらい、大学病院の泌尿器科を受診して検査を受けた。検査は外来診察室に隣接した処置室で、医師と看護師の二名体制で行われた。

成人男性の尿道は平均十八～二十センチで、一般的な膀胱鏡検査では尿道と膀胱内部を観察する。先端にカメラの付いた直径六ミリの管状の機器を、陰茎の先端から挿入していく。マッサージチェアのような椅子に座って受けるこの検査は、鎮静剤は使わない。それでもカメラに塗られたゼリーのおかげで滑りはよく、想像していた痛みはない。

僕のお腹のあたりでカーテンが下ろされ、作業はその向こう側で行われる。そのため僕からは医師と看護師がどのような体勢で検査をしているのかは見えないが、カメラが映し出すモニターは僕にも見える。自分の尿道内部を見ながら、「ここが射精管の出口です」、「ここが膀胱の内部です」などと説明を聞く。ほとんど苦痛を感じることがないまま検査

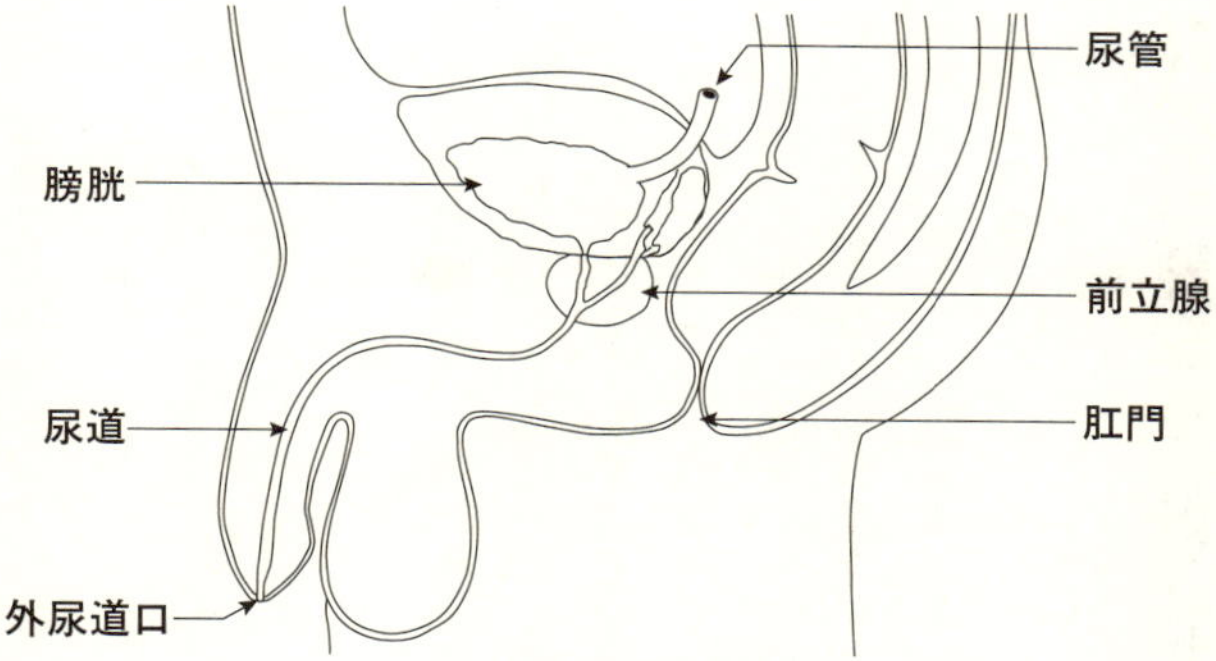

尿管と尿道の位置関係

は五分ほどで終了した。最後の管を抜く瞬間に、痛みというよりは「不快な感覚」を覚えるが、それも一瞬のこと。恐怖感が強かっただけにその「無痛ぶり」には驚いた。

僕を脅していた出版社の社長が検査を受けた当時の膀胱鏡は「硬性鏡」といって、金属製の硬い棒状の膀胱鏡だった。しかし近年は「軟性鏡」という柔らかい膀胱鏡が普及し、被験者の苦痛は劇的に小さくなっている。もちろんそのことも知識としては持っていたが、ここまでラクに受けられるとは思っていなかっただけに、拍子抜けすると同時に安堵したものだ。

ただ、女性の看護師のサポート下での検査は、やはり恥ずかしかった。性交渉以外の「真面目な理由」で、女性に生殖器をまじまじと見られたり触られた経験がないだけに、どうしたって恥ずかしくなる。ならば男性看護師ならいいのかといえば、そういう話でもなさそうな気もする。

しかし、経験して分かったのだが、検査時の看護師は医師のサポートで忙しく、恥ずかしがっている患者の相手をしている暇はなさそうだ。僕自身もこの経験で慣れたということもあるのだろう。その後に必要があって看護師の前で下着を脱いだり陰茎に管を入れられたりすることに、それほどの抵抗を持たなくなった。泌尿器科の患者としての大きな山を一つ越えることができたと思う。

いま振り返って思うのは、患者が恥ずかしがろうとどうしようと、検査は進めなければならない。患者が恥ずかしがったところで、そこに妙な空気が流れるだけで、患者側にも医療者側にも何の利益も生じない。心の中で恥ずかしがるのはいいとしても、検査が始まったらカラ元気でもいいから堂々としていたほうがスムーズに事が運ぶし、医療者から見たときの患者の印象も良くなる。他の診療科については分からないが、少なくとも泌尿器科においては、医療者に好かれる患者になるためにも、「恥ずかしい時ほど堂々と振舞う」という意識を持つことは大事だと思う。

「ハズレ」が少ないターゲット生検

膀胱鏡検査では、出血の原因を確認することはできなかった。しかし、膀胱や尿道に異常はなく、問題があるとすればやはり前立腺であることは確実となった。いよいよ僕は前立腺の組織を採取する生体組織検査、いわゆる「生検」を避けられない状況に至った。

生検とは、がんが疑われる臓器の組織を採取し、顕微鏡で観察してがんの有無や性質などの診断につなげる検査のこと。前立腺の生検は、肛門から器具を挿入し、直腸越しに前立腺に針を刺して組織を採取する方法が一般的だ。局所麻酔をするとはいえ、ボールペンの芯ほどもある太さの針を十数本も刺す検査の身体的負担は小さくない。

それでも、刺した針ががん組織を捉えればいいが、もし外れると、たとえがんがあっても「がん」の診断を下すことができない。結果として治療開始が遅れるリスクがあるのだ。

そこで当時、一部の医療機関で導入が進んでいた「核磁気共鳴画像―経会陰的超音波画像　融合画像ガイド下前立腺生検」という技術が選択肢として浮上する。「核磁気共鳴画像」とは「MRI画像」のこと。あらかじめMRIで撮った画像をコンピュータ処理して3D画像としてモニターに映し出し、医師はそれを見ながら、がんが疑われる部位を狙って針を刺す検査法だ。従来の生検は、「とりあえず前立腺に何本もの針を刺して組織を採取する」という、言葉は乱暴だが「数撃ちゃ当たる方式」だったが、新しい検査法は、がんの存在が疑われる部位を目指して生検針を刺すので「ハズレ」のリスクを大幅に下げられる。ターゲットを特定して生検針を刺すことから「ターゲット生検」とも呼ばれる生検法だ。

二〇二〇年三月三十一日、僕はこのターゲット生検による前立腺生検を受けた。膀胱鏡検査から一カ月後のことだ。

肛門に器械を挿入して行う従来の生検法は、横向きに寝て背中を丸めた状態で行うのに対して、ターゲット生検は検査台に仰向けに横たわり、両足を大きく広げた恰好で行う。お産をするときの妊婦さんのような形で、これはこれで恥ずかしいのだが、僕の場合はその前に受けた膀胱鏡検査で得た経験値があるので、堂々と受けることができた。

今度の検査は処置室ではなく「手術室」で行われた。この時も膀胱鏡検査同様、僕のお腹の上にカーテンがおろされ、下半身が見えないようにされる。僕としては見えても構わないのだが、カーテンがあったほうが恐怖心や恥ずかしさは小さくなるのだろう。

この検査はさすがに無麻酔というわけにはいかない。手術室に入るとまず背中に硬膜外麻酔を打たれる。これによって下半身の感覚はなくなるが、意識は鮮明だ。手術台の横に置かれたモニターを医師と一緒に見て、説明を聞きながら検査は進められていく。痛みが無いので恐怖や不安はなく、ジャーナリストとしての興味のほうが勝っていた。

　直腸越しに針を刺す一般的な生検と違って、ターゲット生検では会陰部、男性で言えば陰嚢と肛門のあいだに針を刺す。考えただけでも痛そうだが、硬膜外麻酔の威力は見事なもので、まったく痛みを感じることなく直径一・五ミリの針はわが股間に入り込んでいく。

「ここががんが疑われる場所です」

　モニター上で医師が説明する部位に、針の先端が迷うことなく到達した。闇雲に（適当に）組織を採取するのではなく、「ターゲットである組織を目で見て、狙って採取する」というこの検査技術の確実性が、自分の目で見てよくわかる。これなら被験者の安心感も大きい。

　最初から狙っていた部分の組織を採取した後は、「せっかく麻酔が効いているので」と周辺のいくつかの部位からも組織を採取し、検査そのものは七〜八分ほどで終了。手術室の滞在時間も三十分足らずだった。

最も落胆した瞬間

　検査から十日程して、医師から検査結果を聞いた。

結果から言うと、やはり僕の前立腺にはがんがあった。これは想像していたことなので驚きもなかった。それよりも僕が気にしていたことがあった。「グリソンスコア」だ。

すでに触れたとおり、前立腺がんは転移さえしなければ比較的おとなしい性格の病気とされるが、転移すると途端に厄介になってくる。そして、組織検査をすると、そのがんが転移しやすいタイプか、あるいはおとなしくて物分かりのいい性格なのかの判定ができるのだ。悪性度を見分けるこの判定を「グリソンスコア」と呼び、2〜10までの九段階で評価される（数値が「10」に近づくほど悪性度は高くなる）。

がんであることは覚悟していた僕も、グリソンスコアは低くあってほしいと願っていた。グリソンスコアが低ければ、ホルモン治療による経過観察、あるいは何もしないで経過のみを観察する——という「体とお財布にやさしい治療」で過ごすことができるからだ。

しかし、僕の数値は「8」と極めて高く出た。悪性度が高く、転移しやすいタイプのがんだったのだ。

今日に至る僕の闘病生活を振り返ると、グリソンスコアの値を聞いたこの瞬間が、最も落胆した時だったような気がする。

第二章　後悔しない医師選び

がん治療というマラソン

どんな職業でも、取引先や仕事で知り合った人に、プライベートなことで融通を利かせてもらうことはあると思う。医療ジャーナリストである僕は、その相手が医師であることが多い。

一番多いのが、編集者や友人などからの「いい先生を紹介してほしい」という依頼。患者はその人本人であることもあれば、配偶者や子ども、両親や友人など、近しい人が体調を崩したり、手術や入院などの必要が生じ、その疾患の治療に長けた医師の紹介を頼まれることは日常茶飯事だ。そんな時は日頃から親しくしている医師の中から、症例数と人柄において適任と思われる医師に打診し、「診ますよ」と言われれば紹介する。というより、人柄に秀でた医師に打診するので断られたことはない。僕は医療従事者ではないので、医療制度上の「患者紹介」ではないが、この紹介はとてもありがたがられる。

診てくれた医師には後日お礼状を書くのだが、その件数が多いので、近年は専用のポストカードを作ってしまった。それほど紹介依頼は多いし、多くの人が医師選びに困っていることの証左といえるだろう。

そんな、いつもは知り合いを紹介する立場の僕が、今回は自分自身を「患者」として紹介することになった。ましてこの患者の病気は「がん」である。その医師選びはきわめて重要だ。

　マラソン中継を見ていると、トップランナーの前を「ペースメーカー」と呼ばれるランナーが走っているのを見ることがある。彼らはそのレースの目標優勝タイムに近いペース配分でランナーたちを引っ張るのが仕事だ。

　じつは大きなマラソン大会になると、トップアスリートだけでなく、市民ランナーのためのペースメーカーがいることがある。「三時間半」「四時間」「四時間半」などの設定タイムがあり、「四時間半」のペースメーカーにくっついて走ると、ちゃんと四時間半近辺でゴールできる仕組みなのだ。

　トップランナーと違って四時間半クラスだと、走りながらペースメーカーと会話をしたりする。長く走っていると走る以外にやることもないので、この会話はランナーにとっていい気晴らしになる。それだけに市民ランナーのペースメーカーには、正確なペース配分だけでなく話し相手になってくれる「人柄の良さ」も重要な要素になるのだ。

　僕はがん治療も同じだと思う。特に前立腺がんのように治療期間が長期にわたることの多い疾患でかかる医師は、症例数や研究論文などの実績はもちろん、「人柄」や「相性」

はきわめて重要な要素になる。

僕は医療ジャーナリストという職業上のメリットを最大限に活用して、医師選びをしたのだった。

自宅から五十キロの病院に通う理由

古典落語に「大山詣《おおやま》り」という噺がある。江戸の若い衆が「講」を組んで、丹沢の大山にある阿夫利《あふり》神社にお詣りに出かけてひと騒動持ち上がる――という噺だ。当時の江戸の人たちにとって、大山はきわめて重要な信仰の地であり、年に一度大山にお詣りすることは信心とレジャーの両面から楽しみにされていたという。

そんな丹沢山地の東側、大山のふもとの神奈川県伊勢原市に、僕の通う東海大学医学部付属病院はある。

僕の自宅は東京都新宿区、駅でいうと東京メトロ丸ノ内線の四谷三丁目が最寄り駅だ。歩いて十分の距離に慶應義塾大学病院があり、区内には東京医科大学病院、東京女子医科大学病院もある。もっと言えば、東京科学大学病院（旧・東京医科歯科大学病院）や順天堂大学医学部附属順天堂医院、日本大学病院、東京大学医学部附属病院など、わが国を代表する大学病院が通院圏に密集するエリアだ。

そんな病院だらけの町に住みながら、なぜ直線距離で五十キロも離れた伊勢原の病院に通うことになったのか。それにはいくつかの理由が挙げられる。

まず最大の理由は、命を預けて悔いのない良医がここにいるからだ。その医師の名は小路直《しょうじすなお》。知り合った当時は東海大学医学部付属八王子病院に准教授として勤務していたが、その後伊勢原の本院に移り、二〇二四年春からは同大医学部腎泌尿器科学領域主任教授に就任している。

小路医師と知り合ったのは、二〇一六年のこと。「ターゲット生検」と「HIFU《ハイフ》」という前立腺がんに対する最新技術をメディア関係者に伝えるプレスセミナーの講師が小路医師だったのだ。

セミナーの後、個別取材の機会を得てインタビューをしたのだが、そこで僕は小路医師の取材対応の真摯な姿勢に引き込まれた。こちらの話にじっくりと耳を傾け、誤解の生じにくい平易な言葉を選んで答えてくれる。数多くの医師に取材をしてきたが、ここまで診療に対して熱心で、しかも対応が丁寧で、患者を思う気持ちが伝わってくる医師を僕は知らなかった。その誠実な人柄に僕は感銘を受けた。年齢は僕より一回り下の巳年だが、年齢差を度外視して尊敬に値する人格者だと感じた。

ちょうどそのとき、僕は「自分の命を預ける医師」を探していた。こんな幸運はないと思い、小路医師に自分の病気について相談し、それがきっかけで受診、そして主治医と患者の関係が出来上がっていった。

小路医師を主治医に選んだ二つ目の理由は、すでに触れた「ターゲット生検」と、「HIFU」という最新技術の症例数において、小路医師が他を圧倒していたことだ。特に後で詳しく触れるが、HIFUは僕にとって魅力的な治療法だった。体の表面に一切傷をつけることなく、性機能を温存して前立腺がんを治療できるこの治療技術は、もし自分がその状況になったらぜひ受けたい治療だった。

医師との「相性」が最も重要

ただ、もし小路医師がこの二つの最新技術を持っていなかったとしても、やはり僕は小路医師に主治医になってもらったと思う。命を預けるがん治療の主治医と患者のあいだに一番重要な要素があるとすれば、それは「相性」だと思うからだ。

どんなに手術がうまくても、どんなにメディアで有名でも、相性が合わない医師にかかるほど不幸な話はない。それは患者にとってだけでなく、医師にとっての不幸でもある。

脳梗塞や心筋梗塞のような一刻を争う病気であれば、最も距離の近い医療機関を選ぶべきだ。そこに「医師との相性」などの要素を絡めている余裕はない。

それに対してがん、特に前立腺がんのような治療期間が長くなる病気は、医師の実績や病院の設備などの要素に加えて「医師との相性」をぜひ加えるべきだと僕は思っている。病気ががんである以上、患者にとってその医師が最後の主治医になる可能性がある。そこに波長の合わない人物を据えるのは決して幸せなこととは言えない。

僕は職業柄、数多くの医師と知り合う機会に恵まれている。取材で知り合うくらいだから相応の実績と技術を持っている医師が大半なのだが、それでもすべての医師と相性が合うわけではない。

取材をきっかけに意気投合し、個人的に飲みに誘ったり誘われたりという関係になる医師もいる一方、「この人とは合わないな」と思う医師もいる。ただ、そんな時は先方も僕に対して同じような感情を持っているのだろう。そんな関係のまま無理して付き合う必要もないので、それきりになる。

そんな中で小路医師は、僕にとって突出した「波長の合う医師」であり、「理想的な主治医像」に適合する医師だった。これだけ条件の揃った主治医候補はそうはいない。

僕は取材の際、話の流れを考えて、自分が知っていること（言い方を変えると「基礎的なこと」）もあえて質問することがある。その質問に答えてもらうことで、その先の話がしやすくなることがあるのだ。逆に僕が嫌いなインタビューは、取材者が自分の知識を医師の前で語りつくすタイプ。「私はこんなことも知ってます」と知識をひけらかすことで、医師はそれよりもさらに高度で専門性の高い話をしなければならなくなる。医師からは「よく勉強してますね」くらいのお世辞は言われるかもしれないが、結果として読者にとって興味のない（理解できない）取材になってしまうのだ。

小路医師は、僕がどんなに基本的なことを訊ねても、決して相手を下に見ることなく、わかりやすい言葉で解説してくれる。彼は取材だけでなく外来などでも、難解な専門用語は極力避けて、誰が聞いても理解できるような分かりやすい説明を心がける。専門性の高い内容を平易な表現で説明するには、じつは高度な情報処理能力と豊富な語彙が必要なのだが、彼はそれをつねに心がけた説明をしてくれるのだ。

これは僕の勝手な想像だが、小路医師の丁寧な対応の背景には、「日本画」を趣味としているることがあるような気がしている。学生時代に平山郁夫に憧れた彼は、美術部で日本画を描いていた。たしかに外来で病状を説明する時に、彼が万年筆で描く前立腺や膀胱の絵は、メモ書きと呼ぶにはもったいない、「作品」と呼びたくなる高い完成度なのだ。

絵の上手な人は「相手に伝える」という行為にこだわりがあり、言葉の選び方にも慎重さが窺える。小路医師と自分などを並べては失礼だが、僕も一応「言葉」と「表現力」で仕事をする立場として、彼に強いシンパシーと相性のよさを感じたのだった。

「かかりつけ医」がキーパーソンに

では、医療関係者でも医療ジャーナリストでもない一般の患者は、どのようにして「相性の合う医師」を探せばいいのだろう。キーパーソンとなるのは「かかりつけ医」だ。

この話をするには、日本の医療提供体制を簡単に説明しておく必要がある。

現在の日本では、いきなり大学病院やがんセンターのような「大規模病院」「高機能病院」に行くことが難しい仕組みになっている。以前は保険証さえあればどんな大病院でも診てもらえたのだが、これには弊害が伴っていた。

ちょっとしたかぜや、軽度の高血圧や糖尿病などに代表される慢性疾患、手術の必要のない腰痛などの「軽症患者」が大学病院のような高機能病院に押し寄せると、軽症患者で病院は混雑し、高機能病院でなければ対応できない重大疾患の患者が無駄に待たされることになってしまう。また、重病患者の検査や治療のために高額な検査機器や治療機器を導入している高機能病院を多くの軽症患者が占拠してしまうと、高額機器の稼働率が下がって経営を圧迫することにもなりかねない。

そこで、救急搬送を必要とするような急病人は別として、体調の悪い人はまず診療所やクリニック、あるいは小規模の民間病院など「地域医療」を行う施設を受診し、そこで対応できないと判断されたときに初めて「紹介状」を持って高機能病院を受診する――という医療連携システムが敷かれるようになったのだ。これを無視して紹介状を持たずに高機能病院を受診すると、「選定療養費」という特別料金（医科の場合初診時に七千円以上の全額自己負担）を、診療費とは別に支払わなければならないうえ、予約がないので長時間待たされる仕組みになっている。

この医療連携の中で、最初にかかる地域のクリニックの医師、言い換えれば「開業医」にあたるのが「かかりつけ医」だ。かかりつけ医は患者の訴えを聞いて、広く浅く診ていく。そして重症化しない限り、このかかりつけ医の診療で医療は完結する。

まれに専門性の高い医療が必要になった時に、その疾患に詳しい医師やその疾患を専門とする高機能病院に紹介状を書いてくれる。そして、自分に合った主治医（大学病院などの高機能病院で担当してくれる医師）を探すときに重要な位置付けとなるのが、このかかりつけ医なのだ。

かかりつけ医は患者との長い付き合いの中で、単に病気の進行状況だけでなく、その人の家庭事情や職業などの「社会性」も観察している。そして、高機能病院に紹介状を書くときには、「この患者に合う医師は誰か」も考慮して医師や病院を選んでいるのだ。

もちろんその時には患者の希望も考慮する。患者が「△△大学病院に行きたい」とリクエストすれば、その希望は参考にされる。しかもこの時、患者は「親切な先生がいい」とか、「症例数の多い先生がいい」などのリクエストを出してもいい。というより、ここでのかかりつけ医とのディスカッションは、そのあとの療養生活を大きく左右する重要ポイントなのだ。

東京や大阪のような大都市の開業医は、いくつもの後方支援病院（患者に紹介状を持たせて送る病院）を持っていることが多く、その中から患者に合った医師、患者の希望に近い病院を選んでくれる。

逆に後方支援病院の少ない地方の場合は、かかりつけ医と高機能病院の付き合いの密度も濃いので、「顔のわかる紹介」ができることが多い。同じ病院に紹介するにしても、気の弱い患者であれば「A医師は手術はうまいが、モノの言いかたに高圧的なところがあるので、講師のB医師に紹介しよう」とか、「女性の患者にはまだ年齢は若いけれど助教の女性医師に紹介状を書こう」といった人選をしてもらえる可能性が高い。宛先が「病院」ではなく、「医師の個人名」の紹介状を書いてもらったときは、紹介元のかかりつけ医には少なからぬ自信があると考えていい。

つまり、「相性の合う主治医」を持つためには、「相性の合うかかりつけ医」を持っておく必要があるのだ。

ならば自分に合うかかりつけ医はどうやって探せばいいのか。健康診断やワクチン接種など、「治療以外」の用事でクリニックを訪ねた際に、ほんの短く〝世間話〟をするといい。相性というのは普段の何気ない会話で通じ合うものなので、短い会話での医師の対応で何となくわかるもの。

「最近寝付きが悪いんです」とか「食欲が落ちてきて……」などと相談を持ち掛けて、自分自身が納得のいく返事が来たらかかりつけ医の候補となる。逆に「話して損した」と思ったら、次回は別のクリニックに行けばいいだけのこと。

健康診断やワクチン接種の時点では、こちらは「患者」ではなく「お客さん」なので、対等な関係で医師を見ることができる。これが患者の立場になってしまうと「助けてもらう」という意思が働くので、その判断が鈍ることがある。

もちろん「クチコミ」も重要な判断材料になるが、ことが「相性」である以上、それだけに頼るのは危険だ。ある人にとって相性のいい人物が、別の人にとっては「そうでもない」ということは、医師に限らずよくあることだ。このあたりは恋愛に似たところがあるので、最後は人の噂よりも自分で会ってみて決める以外に手はないのだ。

独身ならではのメリット

さて、僕は仕事上の役得を利用して、小路医師という良医を主治医に持つことができた。問題点はただ一つ、距離と通院にかかる時間だった。

知り合った当初、小路医師は東海大学八王子病院に勤務していた。新宿区の自宅から同院まで、電車とバスを乗り継いで一時間と少しかかる。その後小路医師は伊勢原の本院に移り、移動にかかる時間は二時間弱に伸びた。

普通の人なら、いくら「がん治療」が目的とはいえ、片道一時間以上もかかる病院の医師を主治医に選ぶことは考えにくい。しかし僕はそこに迷いはなかった。

もし僕に家族がいれば、見舞いや送迎で苦労させるという理由で、もっと近くの病院を選んだかもしれない。しかし僕は独身であり、多少遠くても自分が納得できればいいだけのこと。その苦労を補って余りある良医を主治医にできるなら、僕は躊躇せず遠距離通院を選ぶ。医師選びの基準が拡大するのは、ある意味「おひとりさまならではのメリット」と言えるのだ。

たしかに長距離の通院は大変だ。朝十時の外来を予約していても、その前に採血があるので九時半には病院に着いていなければならない。となると伊勢原駅には九時に着く必要があるので、新宿を八時前に出る小田急線に乗ることになる。そうやって逆算していくと家を出るのが七時半、起床は六時半となる。普段「通勤」をしない自営業者の僕にとって、これは決してラクではない。

それでも、惚れ込んだ医師に診てもらえるなら、それに勝る喜びはないと僕は思う。なぜなら僕の病気が「がん」という、命に直結する病気だから。

人生の最後に後悔だけはしたくない。

そんな理由で、僕は片道二時間弱をかけて伊勢原通いを続けている。

第三章　手術をためらう

がん治療の三つの柱

がんの治療は、大きく三つに分けられる。外科的にがんを切除する「手術」、エックス線や陽子線などを照射する「放射線治療」、そして抗がん剤でがんを攻撃する「化学療法」。この三つを「がん三大療法」と呼んだりもする。

前立腺がんの治療も基本はこの三つが柱になるが、その内容は多岐にわたる。

◎手術

手術は単純明快な治療法だが、「根治を目指す」という点において最も優れた治療法ともいえる。病気の大元であるがん（悪性腫瘍）を切除して体の外に取り出してしまうのだから、転移さえなければ根治となる。もちろん目に見えない微細な転移のリスクは残るので、術後数年は経過観察が必要だが、医師から手術を提示されたら「治る見込みアリ」と考えることができる。その意味で最も見通しの明るい治療法と言える。

前立腺は下腹部の奥、骨盤内の最下層に位置することから、昔は「手術のしにくい器官」とされていた。開腹手術で前立腺を摘出していた時代も、肉眼で術野（手術部位の目で見える部分）を捉えにくく、手探りに近い状況での手術を余儀なくされることも少なくなかった。

ところが、ある技術の登場により、前立腺の手術は劇的に改善されることになる。その技術とは「ロボット手術」で、「ダビンチ」が代表的なロボットとして挙げられる。

ロボット手術とは、お腹に開けた六カ所の小さな穴（直径一～二センチほど）からカメラと三本の鉗子《かんし》を挿入し、アームの先端に取り付けた器具と助手の用いる二本の器具を協調して行う手術のこと。術者は患者の横たわる手術台から数メートル離れた場所にあるコンソールに座り、モニターに映し出される腹腔内の映像を見ながらマスターコントローラを操作してアームを動かす。つまり遠隔操作で手術を進めていくのだ。

アームに取り付けられた鉗子は人間の手よりも可動域が広く、つまむ、切る、剝がす、縫う――などの繊細な動作を丁寧に行うことができる。しかも術者の「手ぶれ」を補正する機能や、「モーションスケール」と言って、術者が大きく動かした指の動作を縮小して伝えることで、微細な作業を可能とし、安全かつ正確に手術を行うことができるのだ。

日本においてこのロボット手術が最初に健康保険で認められたがん手術が、前立腺がんだった。それほどまでに従来の前立腺がん手術は技術的に難しく、言い換えればロボット手術が最も適した臓器が前立腺――ということもできるのだ。現在の日本では前立腺の手術といえば、ロボット手術で行われるのが一般的となり、開腹手術のほうがレアケースとなっている。

いまでこそ様々な臓器の手術に利用されるようになったロボット手術だが、その先鞭をつけたのは前立腺がんの手術だということは、ぜひ覚えておいてほしい。

しかし、体に傷をつける以上は何らかの合併症を覚悟する必要もある。詳細は後述するが、勃起神経を傷つけることで性機能を失ったり、リンパ節を切除することでリンパ浮腫という「浮腫《むく》み」を招くこともある。他にも想定外の出血や排尿障害などのリスクもないことはないので、治療計画では納得行くまで医師と話し合い、メリットとデメリットを十分に理解したうえで手術に進むようにしたい。

◎放射線治療

放射線治療はがん組織に放射線を照射し、がん細胞の遺伝子を破壊することでがんの無力化を図る治療法。従来は手術ができない症例に対して延命目的で行われることが多かったが、近年は照射技術の改善や、照射する放射線の種類の多様化などもあり、根治目的で行われるケースも増えている。

以前の放射線治療は、エックス線を体表の正面から照射していたが、これだとがん以外の正常組織も甚大な被害を受けることになる。そこで近年は、少ない線量のエックス線を多方面から照射することで、狙った部位には十分な線量が当たり、それ以外の部位が受ける線量は少なく済む「強度変調放射線治療（intensity-modulated radiation therapy＝ＩＭＲＴ）」という照射技術が普及している。

また、陽子線や炭素線など、狙った部位までは細いビームで体内に進入し、がんのある部位で最大線量に増大、しかもその先には進まない――という特性を利用した放射線治療技術を導入する医療施設も増えている。陽子線を用いる治療を「陽子線治療」、炭素線を用いる治療を「重粒子線治療」と呼び、一部のがんは保険診療が認められている。

他にもガンマ線を使った「ガンマナイフ」や、特殊な追尾システムにより「動く臓器」にも正確にエックス線を照射する「サイバーナイフ」など、多くの種類の放射線治療技術ががん治療に導入されている。

これらとは別に前立腺がんには、「小線源治療」と呼ばれる放射線治療がある。これは微量の「ヨウ素１２５」という放射線を放出する線源を前立腺の内部に埋め込むことで、常時微量の放射線を前立腺内のがんに照射し続ける治療法。他の放射線治療が体の外から照射する「外照射」と呼ばれる方法なのに対して、小線源治療は体の内部から照射するため「内照射」と呼ばれる。

なお、放射線治療はがん治療だけでなく、転移したがんによるがん性疼痛を和らげる「緩和医療」の切り札としても用いられる。僕もすでに三度、疼痛緩和を目的とした放射線治療（前出のＩＭＲＴ）を受けている。

◎化学療法

抗がん剤を使ってがんを攻撃するのが化学療法で、抗がん剤治療とも呼ばれる。以前は転移がんや進行がんなど、根治が見込めないケースを対象に行われることが多かったことから敗戦処理的なイメージを持たれていたが、近年は薬の種類が増え、またその使い方にも工夫が凝らされるようになり、積極的にがんを治すことを目的に化学療法がおこなわれることも増えている。

特に目覚ましいのが「術前化学療法」と呼ばれる治療で、がんのサイズが大きくて手術ができないようなときに、まず抗がん剤を使ってがんを縮小させ、切除可能なサイズまで小さくなったら手術で取り去る——という抗がん剤の使われ方が広まっている。

また、がん細胞も正常細胞も絨毯爆撃のように攻撃していく従来の抗がん剤（殺細胞性抗がん剤）とは別に、狙った細胞の分子だけを選択的に攻撃することで副作用の発現を極力減らして薬理効果のみを高める「分子標的薬」や、がん細胞が増殖していくときに自分たちを守るために免疫機構の動きを抑制する働きを阻害する「免疫チェックポイント阻害薬」など、従来の抗がん剤とは異なるタイプのがん治療薬の開発と臨床導入も進んでいる。

残念ながら前立腺がんの治療に使われる分子標的薬や免疫チェックポイント阻害薬はまだ少ないのが実情だが、世界中の研究者が開発に取り組んでいるので、そう遠くない将来、状況は大きく変わる可能性がある。

現状で前立腺がんの治療における化学療法は、転移が見つかった段階で行われる治療で、経口薬と点滴薬がある。いずれも「殺細胞性抗がん剤」に分類される薬だ。

性機能温存にこだわり、全摘を拒否

話を僕の治療に戻そう。

グリソンスコア「8」という結果を見て、小路医師は手術で前立腺を摘出（全摘）することを強く勧めた。当然の提案だ。しかし、ここでも僕は逡巡する。

前立腺を摘出することは、高い確率で性機能を失うことを意味する。この時僕は五十四歳。いまさら子どもをつくるつもりはなかったが、できることならもう一度所帯を持ちたい、という淡い思いは持っていた。もちろん性交渉は無くても結婚はできるが、なるべくなら機能を持ったままで所帯を持ちたい。

そこで小路医師が取り組んでいる「高密度焦点式超音波療法（High Intensity Focused Ultrasound＝ＨＩＦＵ《ハイフ》）」という最新の前立腺がん治療法でこの場を切り抜けられないか、と考えたのだ。

子どもの頃に、虫眼鏡で日光を集めて紙を焼く——という実験をしたことがあると思うが、ＨＩＦＵはそれと同じ原理で、狙った場所に超音波を集めて照射し、がん組織を焼灼する治療法。最近では一部の美容外科で、皮膚の深層部にこれを行うことで「内部からの引き締め効果」によるシワやほうれい線の除去などに使われているが、もともとは前立腺がんなどの治療に利用されていた。

当時は健康保険では認められていなかったが、二〇二三年には将来の保険収載に向けて「先進医療」という枠組みの中で行われるようになった。そして小路医師は、前立腺がんに対するＨＩＦＵ治療の牽引役として、国内で最も多い症例を持っていたのだ。

医師の多くは、自分の研究対象の症例は一例でも増やしたいと考えるもの。僕が「HIFUを受けたい」と希望すれば、小路医師は喜んで対応してくれると思っていた。ところが、その返事は慎重なものだった。

「状況から見て、手術で切除するのが最も安全です」

自身の研究テーマである最新治療をあえて避けてでも手術を勧める——という小路医師の姿勢に、僕のがんが最早のっぴきならない状況であることが見て取れる。しかし、それでも僕は性機能温存にこだわった。

HIFUは体の表面にキズがつかないだけでなく、手術ではどうしても損傷することになる勃起神経を温存できる。その治療技術の存在を知らなければ手術を受け入れることも容易だが、知ってしまった以上、その恩恵に浴したい。

しかし、この治療の第一人者である小路医師は、専門家だけに限界も熟知している。僕のがんはHIFUで治療できる範囲の限界近辺、というより、限界のやや外側にある。確実性の高い手術を勧めるのは医師として当然のことだ。

それでも僕は性機能温存にこだわった。まだ〝オス〟でいたかったのだ。渋る小路医師を最後は説き伏せるようにして、半ば強引にHIFUでの治療を認めてもらったのだった。

いまとなって考えれば、この「こだわり」こそが、僕の前立腺がん治療において最大の過ちだったと言えるだろう。

半年ぶりに見る透明な尿

二〇二〇年七月六日、僕は東海大学医学部付属病院に入院して、HIFU焼灼術を受けた。治療には今回も手術室が使われ、全身麻酔下で行われた。超音波を発する器械を肛門から挿入し、直腸越しに前立腺に照射する。照射自体は痛みも熱さも感じることはないのだが、断面が三×二・五センチほどもある器械を肛門に入れるので、麻酔がなければ痛くてたまらないだろう。

HIFU焼灼術は九十分ほどで終了し、治療そのものは成功した。狙ったがん組織は焼き尽くすことができ、それまで続いていた血尿もピタリと止まった。

HIFUを受ける直前の僕の血尿はひどいものだった。尿というよりもはや血液を排出しているような感じで、排尿後の便器は真っ赤に染まってしまっていた。駅などの公共施設のトイレで排尿する時は特に恥ずかしかった。後ろに並ばれると、白い便器を真っ赤な尿が染めていく様子を見られてしまう。こちらも恥ずかしいが、それを目撃する後ろの人のショックも大きかろう。そのため後ろに人が並ぶような混み合ったトイレで排尿する時、僕はあえて個室を使うようになっていた。

それだけに、ほぼ半年ぶりに見る透明な尿は、健康のありがたさをしみじみと感じさせた。

一方、驚いた現象がある。射精しなくなったのだ。いや、実際には射精はしているのだが、精液が外に出て来なくなったのだ。

性機能を温存するためにＨＩＦＵを選んだので、精液は作られているし、精嚢に溜められてもいる。もちろん勃起もするが、射精はしない。

どうなっているのかと言えば、精嚢から出た精液は、本来射精管から尿道を通って陰茎の先から飛び出すのだが、ＨＩＦＵで焼灼したことで射精管と尿道の合流部の構造が変化し、精液は尿道を逆流して膀胱に流れ込むようになったのだ。

これを「逆行性射精」という。前立腺の手術や今回のＨＩＦＵのような治療によって、射精時には閉じているはずの膀胱頸部が開きっぱなしになることで起きる現象だ。それでも射精時の快感はあるし、いまさら子どもをつくるつもりのない僕には却って便利だったりもするのだが、やはり衝撃的だった。もちろん、精子そのものに影響はない。この状態で子どもを作りたい場合は、精巣から精子を取り出して人工授精することは可能だ。

精液が外に出てこないだけで快感があるなら女性との性交渉も可能なのだが、実際にこの状況をわが身に受けると、そんな気分は失せてしまう。いちいちそんな説明をして、同意を得てからコトに及ぶのも面倒だし、相手の女性に逆行性射精という現象に興味を持たれても恥ずかしい。せっかく無理を言ってHIFUによる治療をしてもらったのだが、僕はこの治療以降（実際には血精液症を発症以降）、女性との性交渉は持っていない。

手術回避が困難な状況に

超音波を当てたことでPSAは一時的に跳ね上がったが、その後「〇・一以下」に下がった。やれやれこれで一安心、とため息をついたのだが、安息の日は長くは続かない。三カ月ほどでPSAは再び上昇に転じ、右肩上がりに数値は高まっていく。見た目には撃退できたかと思えた前立腺がんだが、うまく逃げ延びて、再び勢力拡大に打って出たようだ。もはや手術回避は困難となった。

二〇二〇年十二月二十八日の外来。この日の血液検査の結果、僕のPSAは十二・〇六まで上がっていた。小路医師は言った。

「これ以上様子を見るのは危険です。手術をしましょう」

温厚な小路医師がきっぱりと言い切る様を見て、僕も決心するしかなかった。

手術は東海大学病院でもできるが、すでにＨＩＦＵで焼いている前立腺は、直腸などの周辺臓器に癒着している危険性が高い。通常の手術より大幅に難度が高まっているのだ。

そこで小路医師は、

「私が知る中で最も高い技術を持つ医師を紹介します」

と言い、聖路加国際病院泌尿器科部長（現在は副院長）の服部一紀医師に紹介状を書いてくれた。そして翌二〇二一年八月に、僕は前立腺摘出術を受けることになったのだ。

同時にこの日からホルモン治療を開始し、抗男性ホルモン剤・ビカルタミド（商品名「カソデックス」）という経口薬の服用と、骨への転移の進行を抑える皮下注射薬（抗男性ホルモン剤の副作用である骨粗鬆症も抑える薬）・デノスマブ（同「ランマーク」）を月に一度肩に注射。それとは別に半年に一度おなかに打つ強力な抗ホルモン作用を持つ注射薬・リュープロレリン（同「リュープリン」）の投与が始まった。

がん転移の発覚と告知

その後の五カ月間は、特に薬の副作用や自覚できる症状もなく過ごした。この時点ではまだ治るつもりだった僕は、病院受診日以外は自分ががん患者であることを忘れて過ごしていた。

手術の一カ月半前にあたる二〇二一年六月、僕は東京・築地にある聖路加国際病院で術前検査を受けた。そして六月二十四日の朝、僕はその結果を聞きに同院泌尿器科外来を訪ねた。

部屋に入ると服部医師がパソコンのモニターを凝視している。手術に向けた具体的な説明が始まるものと思っていたが、どうやらその雰囲気ではない。僕はちょっと身構えた。パソコンのモニターを僕に向けた服部医師は、こう語った。

「ちょっとここをご覧ください」

前立腺の病気でモニターを見るときは、人間の下半身の画像が映し出されるものだが、服部医師が指すモニターには上半身が映し出されている。

「背中側の胸椎と肺に、がんの転移と思われる所見があります」

やはりよくない報せだった。

「検査を受けるのは恥ずかしい」とか「手術は性機能を失うから嫌だ」などとごねている隙に、がんは転移してしまったのだ。

この本の冒頭でも触れた通り、がんにはステージ（病期）という分類があり、早期の「ゼロ期」から晩期の「4期」に分けられる。それまで僕の病期分類は「1期〜2a期」とされていたが、この瞬間、僕のステージは「4期」に変わった。世に言う「末期がん患者」になったのだ。

この時の服部医師と僕のあいだでの会話は概ね次のようなもの。

「転移ということは完治の可能性はなくなったということですね」

「そうですね。もちろん医学は進歩しているので、今後何が起きるかは分かりませんが、基本的には〝がんとの共存〟を目指すことになります」

お互いに遠慮しながら、言葉を選びながらの会話になっているが、早い話が「もう治らない」ということを確認し合っているのだ。

服部医師が続けた。

「がんが転移したことは残念ですが、当面は普通に仕事もできるし、日常生活で大きな変化もないでしょう。少なくとも一〜二年は大丈夫なので落ち着いて考えましょう」

そう慰める服部医師に、僕が何と発言したかは覚えていない。しかし、大きくうろたえてもいなかったことは覚えている。意外にしっかりしていて、冷静に対話をしていたはずだ。

「手術はどうしますか？」

と僕は尋ねた。

一般的に、がんが転移した場合は手術はせず、化学療法や放射線治療に進むのがセオリーだ。そこで服部医師にそう問いかけると、こんな答えが返ってきた。

「転移がんはまだ小さく、そこには放射線治療などをするとしても、大元の前立腺は切除しておいて損はないので、予定通り手術することは可能です」

僕はその場で手術の実施を希望した。手術をしても治るわけではないことは理解したうえで、それでも元凶を自分の体から取り出しておきたい——と考えたのだ。もちろん性機能は失う危険性が大きいが、それは聖路加に来た時点で覚悟ができている。

服部医師は承諾してくれた。当初の予定通り八月に入院し、ロボット支援下手術、いわゆる「ロボット手術」で僕の前立腺全摘術が行われることが決まった。

ついに全摘術を受ける

二〇二一年八月十七日、手術はロボット支援下で行われた。前日に入院し、手術当日は朝七時過ぎから準備が始まった。といっても僕は何をするわけでもない。手術着を着て待っていると、八時過ぎに看護師が迎えに来てくれた。指示に従って車いすに座り、エレベーターで手術室に向かう。自分で歩けるのに車いすに乗るのは、どこの病院でも同じルールのようだ。

手術室の前室のようなところで若い医師と短く会話をした。名前は忘れたが、明るくて気さくな医師だ。名古屋出身と言っていた。

「何時間くらいかかるものですかね」

「予定では五時間程度です。寝ているうちに終わっちゃいますよ」

たしかにそうだ。寝ているうちに終わらせてほしいし、手術中に目が覚めることだけは避けたい。

手術台に横たわる。意外に狭い。昔の寝台列車のB寝台より狭い。寝返りを打ったら落ちそうだが、全身麻酔をするから寝返りは打たないのだろう。ベルトで体を手術台に固定していたような気もするが、はっきりとは覚えていない。

「寒くないですか？」

これも手術室に入ると必ず訊かれる質問だ。少し寒いが、僕は麻酔がかかってしまうので問題ない。この部屋で働く人たちにとって快適な温度ならそれに越したことはない。

顔に酸素マスクが装着され、

「これから麻酔がかかりますからね」

という看護師の声が聞こえたところで記憶は途絶える。

意識が戻った時、とても暑かった。

そして僕は吐き気を感じていた。

周囲は大勢の医療者が忙しそうにしているが、僕のすぐ横に女性の看護師がいた。

「気持ち悪いです。吐きそうです」

看護師は落ち着いて答えた。

「吐きますか？　いいですよ。吐いてください」

顔の横に膿盆《のうぼん》のようなものが置かれるのと同時に嘔吐した。胃液が少し出た程度で、もう何も出てこない。それでも吐き気は続いた。

「いま何時ですか？」

回答はあったが、その時刻を覚えていない。午後五時か七時だったと思う。当初予定されていた「五時間」という所要時間を大幅に超えていたのは確かだ。

ベッドに横になったまま部屋に運ばれた。聖路加は全室個室なので、こういうときはありがたい。

部屋に入って病棟の看護師から説明を聞いているうちに眠くなって、そのまま寝てしまった。深夜に二回か三回目を覚ましたが、特に何もしなかった。

点滴台から生理食塩水が管を伝って僕の血管に送られている。痛みを感じたときはそのチューブに付いているボタンを押すと、その時だけフェンタニルというオピオイド（痛みを取るための医療用麻薬）が点滴に流れ込み、体内に送り込まれる仕組みだ。まだ何本かの管が、お腹に開けられた穴から体内に入っているので、それなりの痛みは感じる。そこでフェンタニルの出るボタンを押してみると、薬剤が体内に入った途端に強い吐き気に襲われた。人によって考え方は異なるが、「痛み」と「吐き気」を比べたとき、僕は「吐き気」のほうが苦手だ。なのでそれ以降はフェンタニルボタンはほとんど押すことなく、痛みに耐えたのだった。

退院直前に初の尿失禁

それでも術後の経過は順調だった。手術翌日から点滴台を連れて病棟内を歩き回り、することがない時は病室に持ち込んだノートパソコンでメールを確認したり原稿を書いたりして過ごした。

お腹や尿道に挿し込まれていた管も、今日は一本、翌日は二本……と抜去され、病院生活も次第に快適になっていく。特に最後の一本が抜けて点滴台と体が完全に分離した瞬間は、言葉にできない解放感に浸ることができた。

手術から七日後、待望の退院の日を迎えた。横浜の親類が迎えに来ると言ってくれたが、一人で問題なく退院できそうなので断った。朝食を終えて片付けをして、最後にもう一回歯を磨いていたとき、股間に温かい液体が湧き出るのを感じた。尿失禁だった。

すでにパジャマから洋服に着替えていたが、念のためこの時は下着の中に尿漏れパッドを付けていた。そのおかげで下着やズボンに被害が及ぶことはなかったが、何しろ大人になって初めて「おしっこを漏らす」という悲劇がもたらす精神的なショックは甚大だった。

退院手続きのためにやって来た看護師にいま起きたことを伝えると、特に驚くそぶりも見せずにこう言った。

「水道の水の音につられて出ちゃったんですね。大丈夫、よくあることですよ」

水が流れる音に反応して尿が漏れることがあるとは知らなかった。しかしこの数日後、僕は再び尿失禁を経験する。仕事で出かけて、地下鉄の駅のホームに立っていた時のことだ。雨水だか湧水だかが線路際の側溝に向けてちょろちょろと音を立てて流れ落ちる音を聞くともなしに聞いていた時、退院の日ほど大量ではなかったものの、失禁してしまったのだ。この時も尿漏れパッドで救われたが、こうした経験から僕は術後半年間、昼間は尿漏れパッド、就寝時は紙おむつを手放せなくなってしまった。

半年ほどで「下着だけ」の生活に戻ったが、いまも出張や旅行で外泊する時は、万一に備えて紙おむつを持参し、就寝時だけ使用している（退院直後に大量購入してしまったので）。それほど、大人になってからの尿失禁がもたらす精神的なショックは大きいのだ。

退院した日は天気がよかった。

正午ごろに四谷の自宅に帰ると、東京パラリンピックの開会を寿ぎ、航空自衛隊のブルーインパルスによる祝典飛行があるという。ちょうどわが家の上空を飛ぶというので、ベランダに出て空を見上げていた。

これが僕にとって最後のオリパラになるのかもしれないな――と思って見上げていた。

第四章　心身と生活の変化

がん が転移した——という事実は、当人はもちろんだが近しい人たちにもそれなりに衝撃を与える。できることならその衝撃はなるべく小さくしたい。必要以上に心配されたり、気の毒がられると、逆に疲れてしまうからだ。

相手の性格によっても反応は異なる。どう伝えるのが正解か、いまのところ分からない。面倒なので伝えずに放置するという手もあるが、別のルートから伝わったりすると恨まれる。こういうことを代行してくれる業者でもあれば便利なのだが……。

告知後の精神状態は驚くほど「普通」だった

二〇二一年六月二十四日。聖路加国際病院の泌尿器科で肺と背中側の胸椎への転移を告知された僕は、一階の会計で支払いを済ませて病院を出た。僕はいつも聖路加の帰りは、天気がよければ銀座駅まで歩いて、そこから地下鉄で帰ることにしている。その日も東京は快晴だったので、築地から銀座にかけてぶらぶら歩きながら、これからのことを考えていた。

仕事をどうするか、がんが転移したことを誰に伝えるか、お金はあるか……。考えることはいくらでもあった。ただ、なぜか悲観的ではなかった。

「こりゃ忙しくなるぞ……」

何から手を付ければいいのか、何を準備すべきなのかを考えながら銀座駅に向けて歩いた。

不思議なほどに精神状態は落ち着いていた。そもそもがん転移の告知を受けたからと言って、その瞬間を境に熱や痛みが出るわけでもない。気の持ち方ひとつで普段通りに過ごせるし、こちらから言わない限り周囲にも気付かれることはない。

その日は昼も夜も食事は普通に摂ったし、驚いたことに夜は眠剤を飲むことなく眠ることができた。長年にわたって不眠症に悩んでいた僕は、眠剤の服用が常態化していた。しかし、飲み方がよくなかった。当時の僕は酒を飲まない日がなかったので、眠剤は「最後の一杯」のビールか水割りで流し込んでいたのだ。それががんになったことで少し健康に意識が向くようになり、眠剤については「やめられるならやめてもいいな」と思い、数週間前から服用の頻度を下げていたのだ。

がんが転移したということは、遠くない将来に死が近付いていることを意味する。不眠症の人間が死の宣告を受けたにも関わらず、その夜に眠剤を飲まずに眠れるとは、自分自身でも不思議だった。さすがに「ぐっすり」とまでは行かないまでも、必要な睡眠をとることができたのは驚きだった。

告知を受けた夜は、今後の計画を考えていた。

住まいはどうするか。いま住んでいるマンションは賃貸だ。独身なので、病気が進んで動けなくなった時に色々と困るだろう。横浜の親類の近くに引っ越すという手もあるが、できることなら住み慣れた街を離れたくない。この問題はちょっと保留にしよう。

仕事はどうするか。長く続けている新聞の連載は、頑張れば「書き溜め」ができるので、病気の進行を見ながら少しずつ前倒しで進めておけば、編集部にかける迷惑は最小限にできるだろう。すでに書籍化の計画が進んでいる案件については何としても実現したい。しかし、それ以外の単発の仕事についてはセーブせざるを得ないだろう。とはいえすべてを断ってしまうと生活費と医療費が困窮するので、手間とストレスがかからないものについては受けよう。早い話が、よく知った間柄の編集者、もっと言えば「好きな編集者」との付き合いに限定しよう――という方針を立てた。

誰に伝えるか、誰に伝えないか

転移の告知を受けた数日後、僕は文藝春秋社を訪ねて、長い付き合いの編集者二名と法務部のスタッフ一名の計三人と面談した。法務部スタッフも元は僕の担当編集者で、現在の部署に移ってからも公私ともに付き合いが続いている。つまりこの三人は、友人であり仕事仲間でもあるのだ。

この面談で、前立腺のがんが胸椎と肺に転移したこと、でも手術は受けること、四年後の還暦まで生きることを目標とすることを告げた。これからは終活を本格化する必要があることを話し、告知を受けた夜に立てた今後の計画を伝えた。

三人は冷静に話を聞き、今後最大限の協力をすると約束してくれた。そして住まいについては、当面は仕事のしやすいいまのマンションに住むほうがいいとの意見をくれた。僕としてもなるべくなら転居はしたくないので、その意見に従うことにした。

じつはこれだけのことで、僕の今後の生活設計の大方が固まってしまったのだ。幸か不幸か僕には家族がいない。だから自分の身の振り方さえ決めてしまえば、あとはそれに沿って生活していけばいい。もし僕が離婚せずに妻と一緒に暮らしていたら、残される妻のことが心配で何も手が付かなくなったはずだ。考えただけでも恐怖で身が震える。子どもがいたらその数だけ不安は増殖するはずだ。

もちろん僕にも親戚はいるし、もっといえば両親だってまだ生きている。これはちょっと考えなければならない問題だ。普通の人ならがんの転移が分かった時点で、それを両親や親戚に伝えるはずだ。しかし僕はそれをしていない。手術をすることは父親と叔母（母の妹）には伝えたが、深刻な状況であることはいまこの原稿を書いている時点でも伝えていない。

両親は僕が小学校に入る前に離婚している。父は再婚して子どももいる。その父自身も大腸がんを患っているうえ、年を取って臆病になっている。あまり心配をかけるのは得策ではないので黙っていることにした。

母はいまで言う「毒親」と呼ばれる部類の人で、僕は子どもの頃から迷惑を受け続けてきた。いまでは完全に付き合いを断っているし、もう十年以上も音信不通なので、伝える必要もない。

一番の問題は、僕が子どもの頃から面倒を見てくれた叔母だ。この人は姉とは真逆で、善人を絵に描いたような人だ。僕にとってはまさに母親代わりであり、母親と比べるのも申し訳ないくらい世話になった人なので、伝えておく必要がある。僕が前立腺がんになったこと、その治療を受けていることは伝えたが、人一倍の恐がりなので、がんが転移したなどと知ったらショックで何日も泣き続けることになるだろう。

僕が生まれたとき、叔母は高校生だった。自分で言うのも何だが小さい頃の僕はとても可愛くて、特に叔母にとっては初めての甥っ子ということもあり、彼女は僕を溺愛した。毎朝高校の制服を着て、カバンを持って家を出ると、彼女は学校には行かずに姉の家に通って僕と遊んでいた。それを叱らない姉もどうかと思うが、結果として叔母は、出席日数不足で留年し、そのまま高校を辞めてしまった。つまり叔母にとって僕は、高校を中退するほど可愛い存在なのだ。

両親が離婚してからは、僕は母子家庭で育ったが、僕が高校一年の夏、母が男を作って夜逃げしたため、僕は学校にナイショでの独り暮らしを余儀なくされる。学費は親父が出してくれていたので問題はなかった。アパートの家賃と生活費は母親が渋々出すことになったが、その仕送りはたびたび滞った。アルバイトもしたが、高校生のバイト代など高が知れており、当時の僕はつねに腹を減らしていた。

ひもじさが極限に達すると、僕は叔母夫婦の家を訪ねて一泊させてもらい、メシを腹いっぱい食べさせてもらった。叔母は僕のワイシャツやズボンを洗濯し、アイロンをかけ、翌朝学校に行くときには弁当を作ってくれた。その弁当は高校生が昼に食べるにはもったいないほど豪華なもので、僕は半分だけ食べてアパートに持ち帰り、夜は受験勉強をしながら涙を流しつつ残りの弁当を食べるのだった。

いまでも時々叔母の家に遊びに行くと、彼女は帰りに弁当を作ってくれる。僕はこの弁当、東京駅の新幹線乗り場の近くで売れば二千円くらいの値段を付けても売れると思っているのだが……。

まあ、そんな大切な存在である叔母に、僕の病状のことでストレスをかけて体調を崩されて、弁当を作ってもらえなくなるのも困る。そこで叔母とその家族には、「転移」については伝えないことにした。手術はするが、それで完全に治るわけでもなく、長く治療を続けることになる――という玉虫色の説明でお茶を濁すことにした。

周囲の過剰な心配がストレスに

自分の病状を周囲に伝えることに伴う苦労は、経験者にしか分からないと思う。

そんなこと気にしなくていいのに――という人もいるだろうが、そういう人は何事も気にしないし苦労もしないのだろう。このあたりは性格によって支配されることなので、自分ではどうすることもできない。

ただ、周囲の過剰な心配は患者自身のストレスになる。その一つの例を提示する。

旧い友人の一人に電話で転移のことを伝えたときのこと。相手は僕のことを思うあまり、「なんでお前がそんなことになるんだ」「どうして転移したんだ」「これからどうなるんだ」「何とかならないのか」と質問攻めにしてきた。どれも僕を思い、心配すればこその対応なのだが、この質問に答える僕は、できることなら見たくない現実を見直して、「もう治らない」「どうすることもできない」という事実を嚙み砕いて伝えていくしかない。それも相手にショックを与えないように……。

この作業は患者にとって大きなストレスになる。

読者諸賢にぜひ覚えておいてほしいことがある。この手の告白を受けるときは、患者が話したいことだけを語らせて、聞く側からの質問は最小限にとどめる——という姿勢を持ってほしいのだ。そして、最後に「話してくれてありがとう」と一言添えるだけで、患者は「この人に伝えてよかった」と安心できる。安心できれば、さらに少し踏み込んだ話もしたくなるものなのだ。

質問攻めだけは避けてほしい。

全身の骨に転移が拡大

さて、読者の方々は「末期がん」という言葉から、どんなイメージを持つだろう。病床に寝たきりとなり、体には無数のチューブが繋がれ、食事もとれずに家族や看護師が水差しでわずかな水を口に入れる……。まるで昭和中期のテレビドラマのようだが、それでも「がんの終末期」という言葉が与えるイメージに大きな違いはないのではないか。

しかし、ステージ4の僕は、いまのところピンピンしている。一人暮らしなので身の回りのことはすべて自分でしているし、がんになる前と変わらない仕事をし、地方出張や海外旅行にも出かけている。事情を知らない人がいまの僕を見て、「末期がん患者だ」と気付くことは絶対にない。

とはいえ、がんが進行し、放射線治療やホルモン治療、化学療法の影響による体へのダメージもあって、「やりたいけれどできないこと」も増えてきてはいる。その変化に気付くのも自分だけ。決して愉快なことではないのだが……。

前立腺がん患者にとって最も脅威となるのは「骨転移」だ。前立腺にできたがんは肺や肝臓など色々な臓器に転移する可能性を持っているが、中でも転移しやすいのが骨なのだ。

僕の場合は、二〇二三年九月に受けた全身ＭＲＩ検査で、がんが全身の骨に多発転移していることも分かっている。以前からあった「左肩と上腕部」の痛みも、がんの骨転移による症状であることがはっきりした。

「骨転移は痛い」とは聞いていたが、なるほど左肩の痛みは中々のものだ。骨折のような鋭い痛みではなく、また五十肩のような瞬発力のある痛みでもない。「骨の奥底から湧き上がる重い痛み」が終日持続する。

この原稿を書いている時点で、痛みがあるのは左肩だけだが、すでに胸椎と背骨の腰のあたり、骨盤内の転移巣は「いつ痛みが出ても不思議ではない状態」とのことなので、遅かれ早かれ激痛に見舞われることになるのだろう。それを思うと憂鬱になる。

骨の転移巣については、同じ東海大学病院の整形外科に診てもらっている。当初担当医だった若い医師には、「背骨が圧迫骨折すると寝たきりになったり、頸部の骨が折れると窒息することもある」と脅された。これを防ぐために腰の骨への負担を減らすコルセットを作ることを勧められた。脅されると買わないわけにもいかなくなる。気は進まなかったが仕方なく購入した。買っただけで一度も使ってはいないのだが……。

二〇二四年春、この若い整形外科医が異動になり、女性医師に担当が変わった。今度の医師はサッパリした性格で、話も明朗でわかりやすい。無駄に患者を脅すようなことも言わないので、こちらのストレスも大幅に減少した。大いに助かっている。

もちろん腎泌尿器科の主治医である小路医師も人格者なので、患者を脅すようなことは一切言わない。どんなに些細なことでも真剣に考え、最善と思われる策を提示してくれる。多発骨転移、特に背骨の転移について、日常生活での注意点を挙げてくれた。その中に「重たいものを持ってはならない」という項目があるので、最近はお米や水などの重いものはスーパーで買わずに配達してもらうようにしている。

以前は駅の階段などでお年寄りや海外からの旅行客などが大きな荷物に苦労しているのを見かけるとお手伝いするようにしていたのだが、最近は自分の背骨可愛さが勝って、見て見ぬふりをするようになってしまった。

また、日常生活で一番困るのが、洗濯物を干したり取り込んだりという行為。それでも調子のいい日は頑張って洗濯物を干せるのだが、痛みが強く出ているとそれができない。特にズボンのように重いものを干すときは難儀する。仕方なく洗濯物を干すハンガーを一旦ベッドの上に置き、腕を下ろした状態で洗濯物を洗濯ばさみで挟んでいく。そしてすべてをセットし終わると、右手一本で物干し竿に引っ掛ける――という方法を編み出した。

これまで「洗濯」という家事に面倒を感じたことがなかっただけに、現状はとてもストレスが溜まる。しかし、面倒だからと洗濯のインターバルをあけてしまうと、洗濯物が溜まって疲労も大きくなるので、痛みをこらえて洗濯物を干したり取り込んだりしている。

電車の中でつり革をつかむときも左手は使えない。しかし、長時間右手だけに頼っているのも疲れるので、そんな時は右手で左手首を持ち上げ、左手でつり革をつかませる——という方法を用いるようになった。左腕は自力では上がらないが握力は変わっていないから、一度つり革を握ってしまえばあとは問題ないのだ。

人間は「できないこと」が増えても、何らかの代替手段を講じることでどうにかなるものなのだな……と、がんになってから感心することが多い。

骨折を避けて、スキーを引退

とにかく、いまの僕にとって一番怖いのは「骨折」だ。ホルモン治療の副作用で進行している骨粗鬆症と、がんの骨転移によって、僕は「骨折しやすい人」になっている。それを防ぐために、長年続けてきた趣味をあきらめざるを得なくなった。

腰椎（背骨）にがんが転移している僕は、ここの圧迫骨折に何よりも気を付けなければならない。背骨が圧迫骨折してしまうと、寝たきり生活に移行する危険性がある。それでも健康な人ならいずれ骨も治るが、ホルモン治療で骨粗鬆症が進行中の僕は、一度折れた骨が元に戻る可能性は低い。つまり寝たきりのまま残りの人生を過ごさなければならなくなるのだ。

そのため主治医の小路医師はもちろん、整形外科や放射線科の医師からも、「絶対に尻もちはつかないように」と注意されている。

「尻もちをつくな」と言われた直後、僕は友人を誘ってスキーに行った。小学校に入る前から父親にスキーを教えられていたので、上手くはないが転ばずに滑れる程度の自信はある。この先いつまでスキーができるか分からないので、滑れるうちに行っておこうという魂胆だった。

いつも以上に転倒には気を付けて滑っていたので愉しさには欠けたものの、無事に一日滑って最後の一本となった。帰りに乗るゴンドラ乗り場まで数十メートルの、何ということもない緩斜面で、僕は信じられない大転倒をかました。最後の瞬間まで「転倒してはならない」「尻もちをついてはならない」という意識が逆効果となり、かなり抵抗した末にお尻から盛大に転倒してしまった。最後のひとあがきが転倒の規模を大きくしたのだ。

片方の板は外れ、みじめな姿で横たわっていた僕は、とりあえず背骨には影響がなさそうなことを確認したうえで、「もうスキーは引退しなきゃ」と、青空を見上げて決意した。時間をかけて立ち上がり、外れた板を履き直すと、残りの数十メートルをゆっくり滑り降りた。これが僕にとっての人生最後の滑走となった。

心配そうに見ていた友人に、「ごめんごめん。お待たせしました」と謝って、スキーを外した。ちょうど半世紀続いた僕のスキー人生は、「尻もち禁止」のお触れの前に、淋しく終焉の時を迎えたのだった。

最後のマラソン大会

前立腺がんになったことでやめた趣味は他にもある。

僕は四十歳になる直前、ある夕刊紙の企画で「ランニング未経験者でも正しいトレーニングを積めばフルマラソンを走れるのか」という連載を担当することになり、「Qちゃん」ことシドニー五輪女子マラソン金メダリスト・高橋尚子さんの指導を受けてランニングを始め、そのまま趣味にしてしまったのだ。

Qちゃんのアドバイスは見事なもので、それまで数百メートルも走れなかった僕は、フルマラソンを完走できるようになり、海外や国内各地のマラソン大会に出場するようになる。つまり、「走ること」が好きになったのだ。私的な旅行はもちろん、泊りがけの出張にも必ずランニングシューズとウエアを持参し、全国各地を走り回って来た。

しかし、前立腺がんが背中の胸椎に転移していることが見つかった時、主治医の小路医師からこう言われた。

「背骨に負担のかかる運動は控えたほうが無難です」

ただでさえ骨粗鬆症が進みやすい上に、がんの骨転移がある状態で背骨に負担のかかる上下運動をすれば、圧迫骨折のリスクは当然高まる。

それでも初めのうちは「クッション性の良い厚底シューズを履いて、ゆっくり走る」という約束を小路医師と交わしてランニングを続けていたのだが、ホルモン治療の副作用の一つである「体重増加」により、走ることがつらくなってきた。ただでさえ疲労が溜まりやすい体質になってきており、次第に「走りたい」という欲求が低下していく。

そこにいわゆる「コロナ禍」が襲ってきた。初期のうちはマスクをして走ったりもしていたが、そうしたことがすべて煩わしくなってきたため、思い切って走ること自体をやめてしまったのだ。

ところが、二〇二三年の春、ラン仲間から国立競技場で開催されるリレーマラソン大会に誘われた。一周一・四キロのコースを三十周、チームの仲間たちと交代しながらタスキをつないで走る大会だ。

走らなくなって二年が過ぎ、体重も現役当時と比べると十キロ以上も増えていたので最初は断った。しかし、「一周でもいいから一緒に走ろう」と誘ってくれる仲間たちの気持ちがうれしくて、つい出場してしまったのだ。

以前は一・四キロなら五分前後、頑張れば四分四十秒台で走れたはずだが、この日はじつに八分もかかってしまった。後半は「走る」ではなく「歩く」速度で、数えきれないほど多くのランナーに順位を明け渡してしまった。

喘ぐようにしてタスキを渡した瞬間、僕のマラソン人生はゴールを迎えた。

僕が足を引っ張ったせいでチーム順位は惨憺たる結果となったが、仲間たちは誰一人として僕を責めることはせず、それどころか翌二〇二四年春のリレーマラソン大会では、僕に「走らなくていいから監督をやれ」と言ってくれた。同年秋に予定している秋合宿でも、伴走車の運転手を務める予定だ。

前立腺がんのせいで走れなくなったことは寂しいが、競技は引退しても大好きな仲間たちとまだ一緒に楽しめると思うと悲しくはない。いい仲間を持ったことに感謝している。

ホルモン治療で腋毛が無くなり、陰毛も……

前立腺がんは男性ホルモンをエサにして増殖する。そこで男性ホルモンを抑え込むことでがんの勢いを弱らせる「ホルモン治療」が行われる。

僕はこのホルモン治療でも、体の大きな変化を経験することになる。

半年に一回超強力な抗男性ホルモン剤「リュープリン」をおなかに注射し、月に一回骨の転移の進行を抑える薬（抗男性ホルモン剤の副作用である骨粗鬆症も抑える薬）「ランマーク」を肩に注射し、毎日経口の抗男性ホルモン剤「ザイティガ」を四錠飲む。

こうして男性の体から男性ホルモンを抜いてしまうと、当然のことながら「男性らしさ」が減退していく。

僕の場合、最初にその変化に気付いたのは「腋毛」だった。ホルモン治療開始から三〜四カ月が過ぎた頃、腋毛が無くなっていることに気付いた。あまり腋毛に興味がないので、正確にいつごろ無くなったのかはわからない。でも気が付いたら両腋とも毛が一本も生えていなかった。

あわてて確認したら、陰毛はちゃんと生えていた。とりあえず安心したが、ぬか喜びだった。その後次第に一本一本の毛が細くなり、全体的な密度も薄くなってきたのだ。陰毛の占有面積より地肌の面積が勝るようになり、いつの間にか「本数を数えられる程度」にまで減ってしまった。少し離れたところから見ると、生えていないように見えるはずだ。

縮小する陰茎、包茎手術も視野に

それだけではない。さらに重大な変化がわが陰部に起きた。陰茎が小さくなってきたのだ。

そもそもホルモン治療を始めると性欲が減退するし、僕は前立腺を全摘しているので勃起神経も切っている。発情もしなければ勃起もしない。当然、女性とどうこうなることもないので気にしていなかった。しかし、陰茎縮小に気付いてからというもの、勢いを増して小さくなってしまったのだ。

陰茎という器官は、本体の周囲に包皮があり、子どものうちは全体が包皮に覆われているのだが、成長するにつれて本体が大きくなるので包皮から顔を出すようになる。ところが顔を出さない陰茎もあって、これを世間では「包茎」と呼ぶ。包茎自体は病気ではないのだが、世間の評価は芳しくなく、手術で包皮を切除する人も少なくない。

僕の陰茎はホルモン治療によって本体が小さくなったことで包皮に余剰が生じ、結果として包茎になってしまった。

主治医の小路医師に相談したことがある。

「将来誰かにシモの世話をしてもらうようになった時に恥ずかしいので、包茎手術を受けようと思うのですが……」

小路医師は、

「初めてそのような相談を受けました」

と驚き、

「もし必要があれば私が手術しますよ」

と言ってくれた。仮性包茎の手術は自由診療だが、真性包茎の手術は健康保険が利くという。僕の場合は中身があまりにも小さくなったうえに勃起もしないので、「真性包茎のようなもの」という扱いで、大学病院でも手術ができるというのだ。とても稀なことだそうだが……。

小路医師に手術してもらえるなら安心だ。いずれその時期が来たらお願いすることになっている。

「乳房の女性化」が始まった

もう一つ、体に大きな変化が起きた。ホルモン治療の副作用としては比較的知られている「乳房の女性化」だ。僕は治療開始から長くその症状に気付くことはなかったのだが、二年を過ぎた頃から乳首が大きくなってきたことで判明したのだ。

夏にTシャツやポロシャツを着ると、乳首がくっきりと浮き上がるようになった。シャツ一枚で出かけるときは、乳首にバンドエイドを貼って見た目をごまかすこともある。乳房自体も少し膨らんできた。いまはまだ「上半身を鍛えて胸板が厚くなった人」に見えなくもない程度だが、硬さが無くて柔らかい。

新宿二丁目でおかまバーのママをしている旧い友人がいるので相談した。

「オッパイが大きくなってきたんだよ。うちはおふくろが巨乳を通り越して爆乳だから、俺もああなっちゃうのかな……」

「そんなに大きくならないわよ。いい感じのところで止まるわよ」

「なんで?」

「そういうものなのよ。おかまはみんな知ってるわ」

ママの口からは科学的根拠こそ示されなかったものの、何となく安心感は得られた。

他にも、前立腺をロボット手術で摘出したため、僕のお腹には六つの穴（手術創）の痕がある。真っ白いお腹に六つの干しブドウを点在させたようなその様は、決して美しいものではない。

いずれにしても、僕が人前で裸になるのに大いに躊躇せざるを得ない体になってしまったことは事実だ。温泉に行っても、大浴場には入れないな……。

ある意味でラッキーだったこと

ホルモン治療によって男性ホルモンを抑えることで、「いいこと」もあった。これは決して歓迎すべきことではないのだが、「結果としてよかった」ということだ。それは「性欲が無くなる」ということ。

手術で勃起神経を切除して、性機能を喪失したのに性欲が残ったらさぞかしつらいと思う。そのことは僕にとって手術を受ける際の不安の一つだったのだが、ホルモン治療で男性ホルモンを抑制すると、自然に性欲は無くなっていくようだ。

いまでも美しい女性を見れば「きれいだな」と思うが、ただそれだけのことで、その先の面倒な欲求は起きなくなった。以前は性機能の温存にこだわり続けていたが、実際に性欲を失ってみるといろいろとラクではある。

本当はもう一度結婚したいと密かに思っていたが、がんもステージ4ともなるとそれは現実的ではないし、いまさら恋人や配偶者ができたら死ぬのが恐くなる。

サケの産卵や交尾後のカマキリなどを考えると、生物学的に見たときに、男（オス）にとっての性欲は、カネや名誉どころか命よりも捨てがたいものなのかもしれない。しかし僕は幸か不幸か、自然な形でそれを手放すことができたのだ。ある意味これはラッキーと言えるのではないだろうか。

がん治療のためとはいえ、性機能を失ったのだから決してラッキーではないはずだが、性機能が無い生活に「つらい」とか「残念」といった感覚が無いことは事実だ。負け惜しみに聞こえるかもしれないけれど、これは事実だ。

抗がん剤の「吐き気」で体重が五キロ減

抗がん剤には、点滴薬と経口薬の二種類がある。

二〇二二年六月から、僕は「ユーエフティ」という経口の抗がん剤の服用を始めた。この時点で主治医の小路医師からは、本格的な化学療法（点滴薬）に移行することを勧められていたのだが、僕は躊躇していた。あとで触れるが、翌二〇二三年の秋に予定されているベートーヴェンの交響曲第九番の演奏会に合唱団員として出演することを計画していた僕は、その演奏会までは強い副作用が出る本格的な化学療法は避けたかったのだ。

そこで、同じ化学療法でも比較的薬理作用が緩やかな経口薬で時間を稼ごうということになり、選ばれたのが「ユーエフティ」という薬だったのだ。

しかし、当初の予想通り、この薬はあまり効果を見せなかった。そこで二〇二三年四月から「エストラサイト」という別の経口抗がん剤に変更した。前のユーエフティは効果が小さい代わりに副作用も小さくて、日常生活で困ることはなかったのだが、今度のエストラサイトは強敵だった。

抗がん剤の副作用というと「吐き気」を思い浮かべる人が多いと思うが、エストラサイトを飲み始めると、僕はすぐにその症状に悩まされることになる。といっても、嘔吐するような強い吐き気ではなく、「気持ち悪い」「胃がむかむかする」という状況がずっと続く感じだ。

じつはこの薬を飲み始めて二カ月後の六月上旬、僕は小学校時代からの親友と香港に旅行した。しかし、この薬のせいで旅行中ほぼ食事もとれず、当然アルコールも飲めず、ただただ吐き気に耐えるだけの旅行になってしまった。

小路医師によるとエストラサイトは「ユーエフティに較べれば多少強い程度で、決して強力な薬ではない」とのこと。たまたま僕の体質に合わなかったのだろう。おはようからおやすみまで、とにかく気持ちが悪くて仕方ない。気持ちが悪いから食べない。だから体重が減っていく。五月のひと月で体重が五キロ以上も減ってしまった。

体重が減れば体が軽くなって活動的になりそうなものだが、僕の場合は体重と一緒に「元気」も無くなっていった。ちょっと階段を上ると息が切れる。つねに顔色も悪く、誰が見ても「この人は病人だ」と分かる雰囲気が僕の周囲には漂っていた。

前にも触れたが香港旅行直前の二〇二三年五月二十八日、僕は引退レースとなるリレーマラソン大会に出場し、たった一区間（一・四キロメートル）を走っただけで人事不省に陥った。それでもノコノコ打ち上げ会場に出かけたのだが、乾杯して生ビールを二口飲んだところで、再び強烈な吐き気に襲われた。折しもジューと音と煙を立てるステーキが目の前に置かれた。メンバーから歓声が上がる中、僕は脂の匂いにとどめを刺された。

滞在二十分で一人帰宅した僕は、ベッドに倒れ込むとその夜は何も食べず、スポーツドリンクだけを飲んで朝まで眠った。

たった一・四キロを走っただけでこんなに疲労を感じるのはなぜなのか。たしかにブランクはあるが、それでも二年前まではフルマラソンを走っていたことを思うと、ここまで体力が落ちたことが信じられない。

がんが体力を奪ったのか、それとも薬で体が弱ったのか——。

休薬で副作用から解放された

リレーマラソンから半月後、香港旅行の翌週の六月十二日、外来受診時に僕はこの窮状を小路医師に訴えた。真剣に僕の話に耳を傾けていた小路医師は、こう言った。

「それはおつらかったでしょう。エストラサイトは一旦休薬しましょう。今日の検査でPSAは八・〇六まで上がっています（前月は六・四九）。つまり、エストラサイトも大きな効果を示していないことが窺えます。PSAが十を超えると、リキッドバイオプシー（血液による遺伝子検査。第六章で詳述）の反応の精度が高まります。現状から考えると、PSAはあと一〜二カ月で十に届くことが予想されるので、そのタイミングで遺伝子検査を行い、適合する薬が見つかればその薬を使い、見つからない場合は点滴による抗がん剤投与を検討しましょう。まずは体力を戻してください」

この言葉を聞いたとき、僕は心の底から安堵した。

休薬ということは、がんに進行を許す危険性が高い。それでも、この吐き気と倦怠感から逃れられるなら、これに勝る喜びはないと思った。

ちなみに、エストラサイトの服用を始めてからはアルコールに極端に弱くなっていた。ビールを一口か二口飲んだだけで悪酔いしてしまうのだ。そもそも何もしなくても吐き気があるのに、その状態で酒を飲めば吐き気も最大級になるのは当たり前のことだ。

それを裏付けるデータもある。六月の休薬前に受けた血液検査では、肝機能を示すGOTの値が四十八U／L（基準値は十三〜三十）、GPTが百十九U／L（同十〜四十二）と上昇していたのだ。これまでも飲酒量は多いほうだったが、肝機能の値が基準値を外れたのは初めての経験なので、少しばかり驚いた。

休薬するのはエストラサイトだけで、並行して服用している抗男性ホルモン薬の「ザイティガ」と副腎皮質ホルモン剤の「プレドニン」、それにカルシウム剤の「デノタスチュアブル配合錠」は継続する。

小路医師の指示はあくまで「休薬」だが、エストラサイトが視野に入るだけで吐き気を催すので、残薬は躊躇せず捨ててしまった。薬価が一錠二百二十九・六円と決して安くない薬だが、「もったいない」という感覚は微塵もなかった。ごみ箱に叩きつけるように放り投げ、「ザマー見ろ！」と心の中で罵ったりした。いま思うとエストラサイトに罪はないのに、悪いことをしたと思う。

休薬してから二日後には吐き気も治まり、徐々に食欲も復活してきた。一カ月後には、「アルコールに弱くなった」こと以外は、ほぼ元に戻った。

副作用が消えたことで精神的にも元気が出て、自分で言うのも変だが、性格が明るくなったような気がする。少なくとも「笑う回数」が増えたのは事実だ。副作用に苦しんでいた時は、まず笑うことはなかった。そもそも笑う機会に接する気すら起きなかった。好きな寄席にも足が向かなかったし、お笑い番組を観ることもなかった。

それが副作用が消えた途端、友人と飲んでいても、大して面白くない話でも笑いが止まらなくなることがしばしばあるのだ。数カ月間にわたって笑わない生活を送っていた反動なのかもしれない。「助けてくれ」と言いながら腹を抱えて笑い続ける僕を見て、相手は不思議そうな表情をしている。その表情がおかしくてさらに笑う。

笑うことは免疫力を高める——と言われて久しい。どうやらこれは真実のようだ。

六月の検査で「八・〇六」まで上がっていた僕のPSAは、七月には「七・一六」と低下していたのだ。薬をやめたのにPSAが下がるなんて、こんなにありがたい話もない。

「薬の副作用から解放され、免疫力が上がったのかもしれません。たしかに顔色も良くなられたし、見た目にもお元気になられましたね」

と小路医師。友人や編集者も口を揃えて同じことを言うし、当の本人がそう思っているのだから間違いない。

副作用を経験し、つらい思いはしたが、結果としてここまでの日常生活は「ほぼ平常運転」を続けることができた。しかし今後はそうも言っていられなくなるのかもしれない。きっと、徐々にがん患者らしくなっていくのだろう。

いま僕が一番興味があるのは、いつまで普通の生活を送れるのか——だ。そう長くないことは覚悟しているが、一日でも、いや半日でも、いまの状況を長引かせられるとありがたいのだが……。

第五章

治療にかかるお金の真実

「自分に払えるのだろうか……」

テレビを付ければ「がん保険に入れ」と訴えるCMが繰り返し流れる。毎日これを見せられている多くの国民は、「がんになるとお金がかかるんだろうな」という不安に駆られることになる。

僕もがんが見つかった時、最初に思った不安はお金のことだった。

女房がいたときは保険や貯蓄はすべて彼女に任せていた。離婚してから少しは現状把握はしたものの、詳細な資産管理はできていない。

「自分に払えるのだろうか……」

僕の年間平均売上高は大体八百万円台。これは年によって大きく変動し、限りなく一千万円に近づく年もあれば、六百万円台で終わる年もある。一千万円を超えると消費税がかかってくるので年末が近づくと気配を感じて注意するようになるのだが、出版不況の煽りは我々ライターの生活を直撃しており、近年はそうした不安を持つこともなくなっている。

しかもこの「平均八百万円台」という金額はあくまで「売上げ」であって「収入」ではない。売上げから事務所（自宅の一室）の家賃、交通費、通信費、交際費などを差し引くと、本当に「ちょびっと」しか残らない。これが僕の「収入」なのだ。

このちょびっとの収入から住居部分の家賃を出し、食費を出し、時々洋服を買ったり、舟券を買ったりするのだ。もちろん医療費もここから支払う。だから余裕なんてないに等しい。

僕には赤い看板の銀行に一つ、青い看板の銀行に三つの口座があり、原稿料などの「売上げ」はすべて赤銀行の口座に振り込まれる。この口座からは家賃やクレジットカードなどあらゆる引き落としがあるので、日々入金と出金が繰り返されている忙しい口座だ。ちょっと貯まると隣にある青銀行の口座に移してしまうので、常時百万円も入っていない。

一方、青銀行にある三つの口座のうち、第一の口座は「小規模企業共済」の引き落とし用に作られた口座で、毎年春に六十万円から七十万円くらい入れておくと、一年後には三十万円程度まで減っている。その分が小規模企業共済に掛金として払われているということなのだろう。それ以外の用途に使うことがないので、基本的に放置されている。

青銀行の第二の口座は株式取引専用の口座。といっても大して株を持っているわけでもない。ただ、コロナ禍で一時期優良銘柄の株価が下がった時に買ったいくつかがそれなりに上がってくれたので、全体的に見て損は出ていない。二〇二四年八月のブラックマンデーを超える暴落でも、利益は残っていたので、とりあえず静観している。

青銀行の三つ目の口座は純粋な貯蓄専用。残高はナイショだが、大して入っていない。二〜三カ月遊び惚けていれば、キレイに無くなる程度の金額だ。

つまり僕の手持ちの現金は少ない。

自己負担額のシミュレーション

以前「文藝春秋」（二〇一二年六月号）の医療特集で、「医療費は死ぬまでにいくら必要か」という記事を書いたことがある。高血圧、肝硬変、直腸がん、脳梗塞、認知症、そして在宅での老衰死——の六つのパターンについて、病気の判明から死までの典型的な流れを医師に語ってもらい、そこで行われる医療にかかる費用を医療経済の専門家に算出してもらったのだ。

その結果は、自己負担額として見ても思いのほか少なく、高血圧の四十四万六千九百八十円から、最も高額になった脳梗塞でも百十四万二百五十円と、意外に安く済んだことに驚いた。この中で唯一の「がん死」にあたる直腸がんは九十四万三千四百九十円、肝硬変から肝細胞がんを発症して死亡するケースが六十一万四千四百二十円という計算結果だった。

当時、僕も担当編集者も、普通に三百万とか五百万円という自己負担額になるものと思っていただけに拍子抜けし、計算をしてくれた専門家に二度三度と繰り返し確認したものだ。

もちろん十年以上も前の事なので、いまとでは医療水準も異なる。手術の技術や使われる薬などが高度化し、それに合わせて医療費も高額化していることが予想されはするが、それでも驚くほどの値上げにはなっていないはずだ。

その理由は、日本の医療が国民皆保険で行われていることにある。健康保険証さえ持っていれば、かかった医療費の一割とか三割とかを負担するだけで済む、というありがたい仕組みが整備されているのだ。

それだけでなく、「高額療養費制度」という仕組みまである。同一月内に治療のために支払った自己負担額が一定の額を超えると、申請をすれば超過分が戻って来る制度だ。僕は一旦医療機関の窓口で自己負担額を全額支払って、あとで健康保険組合に申請をして超過分を振り込んでもらっているが、事前に手続きをしておけば「限度額適用認定証」という証書を発行してくれるので、それを窓口に提示すれば超過分を支払わずに済む。

ちなみに、僕も限度額適用認定証は発行してもらっている。でも敢えてこれを使わずに一旦自己負担額全額を支払っているのは、ケチな理由によるものだ。

僕は医療機関や調剤薬局の支払いをすべてクレジットカードで支払っている。毎月数万円、月によっては十万円を超える自己負担額をクレジットカードで支払うと、それなりのポイントが還元されるのだ。ポイントはもらったうえで高額療養費を申請すると、時間はかかるが超過分の現金は戻って来る。それでいてポイントだけが手元に残る——というあざとい手口なのだ。

この手口はかなりグレーな気もするのだが、ネットで調べると「裏ワザ」として紹介されているし、これまでカード会社や健康保険組合から疑義照会を受けたこともない。この本にこうして書いたことで問題が表面化したら困るな……と、いま不安で仕方ない。ポイントでいろいろと買い物しちゃったし。

悪徳医療のカモにされないために

いずれにせよ、こうした手厚い社会保障制度がある限り、大半の国民は良心的な価格で必要な医療を受けることができる。ただ、それは効果と安全性が科学的に認められており、健康保険が適用される「標準治療」に限った場合のみだ。

例えばがん保険のCMでよく耳にする「先進医療」は、医療技術にかかる部分の費用が自己負担となる（関連する検査などの費用には医療保険が適用される）。この「先進医療」は、「いまは標準治療ではないが、将来保険収載される可能性があり、現在はそれに向けた症例検討中」といった位置づけにある。

読者の皆さんが気をつけるべきは、この「先進医療」の枠組みにすら入らない「自由診療」だ。血液から免疫細胞を抜き出して活性化させて体に戻すとか、患者専用のワクチンを作ってがんを叩くなどという〝自称医療〟のことをいう。保険適用とならず、医療費は病院や医師の裁量に委ねられているため、数百万という法外な金額を払わされることも珍しくない。がんにかかった著名人が高額な自由診療に手を出し、メディアで話題になることも増えてきた。

こうした〝自称医療〟には科学的なエビデンスがなく、がん治療には全く効果を発揮しない。そうしたことは、当の本人（悪徳医師）たちが一番よく分かっている。

患者の命を救いたい——という高い理想を掲げて医学部に入ったはずなのに、どこかで患者を騙して簡単にカネを儲けられる仕組みを知ってしまい、悪魔に魂を売った悪徳医師に騙されないで欲しい。そこで支払った高額な医療費は、患者の命を救うことなく、悪徳医師が銀座や先斗町で遊ぶカネになっているだけなのだ。

がん治療において「標準治療」と「先進医療」を超える医療は存在しない――と考えて間違いない。言い換えれば、この二つの医療で治せない病気は、現状ではどうすることもできない。

医療には限界があるという事実を、恐がらずに直視してほしい。そうすることで、自分にとって必要な医療が見えてくるし、貴重な時間とお金を無駄にしなくて済む。

一年間の支払い額は約百五十万円

話を戻そう。

前出の「文藝春秋」の特集で紹介した、直腸がんのケースでは、当初患者（と家族）は約百十四万円の医療費を病院窓口で支払っている。だが、あとでおよそ二十万円が高額療養費として返還されたことで、自己負担額は九十四万三千四百九十円に落ち着いたのだ。

そもそもこの最終的な支払い額も健康保険によって三割負担や一割負担に留まっていることを思うと、日本の社会保障制度の手厚さには深く感謝するしかなくなる。

ただ、僕が患っている前立腺がんは、他のがんと比べても「ゆっくり進むがん」であり、病気が見つかってから死ぬまでの期間が長い。その間医療は継続するので、医療費は嵩《かさ》んでいくことになる。自分がのちに前立腺がんにかかることが分かっていれば、直腸がんではなく前立腺がんの医療費のシミュレーションをしてもらったのに……と後悔しているのだが、いまとなってはどうすることもできない。毎回病院の会計窓口で宣告される「本日のお支払い額」に怯えながら生きていくしかないのだ。

では実際、僕はどれくらいの医療費を払っているのか。

一一七頁の表は、二〇二一年の一年間に僕が医療機関と調剤薬局に支払った医療費を、それぞれ月ごとに集計したものだ。八月の「七十五万円二百九十円（聖路加国際病院）」は前立腺全摘術、六月の「十三万六千三百四十円（同前）」はその術前検査での入院、九月の「二十万二千九百八十円（東海大学病院）」は全五回の放射線治療にかかったもので、突出した金額となっている。

また、ホルモン治療を開始したことにより、抗男性ホルモン剤の購入が必要となり、九月以降は調剤薬局での支払い額が大きく増えている。

もちろん、支払い額が少ない時もある。外来で「どうですか、あんばいは」

「ええ、まあぼちぼちです」

で済んで、特に薬も出なければ、二百二十円で済んでしまう（十二月の聖路加国際病院）。

万という単位の額を払うつもりで出かけたのに、「お会計は二百二十円です」と言われると、何だか得した気分になって、帰りにデパ地下に寄ってうなぎ弁当なんか買ったりするから、いつまで経ってもお金が貯まらないのだ。

僕は放送作家として働くことがあるので、同業者が加盟する東京芸能人国民健康保険組合に入っている。ここに「高額療養費」の申請をすると、一定額を超えた分は戻って来る。二〇二一年の一年間で戻って来た返戻金総額は三十九万二千八百三十七円。差し引きすると、僕ががん治療で支払った額は百五十一万九千四百五十二円となる。ただし国保組合からの払い戻しは、実際に僕が病院の窓口でお金を払ってから数カ月後になるので、いま書いた返戻額には一部二〇二〇年に支払った医療費分も含まれ、二〇二一年に支払った一部の医療費は含まれていない。

「意外な出費」が家計を圧迫

がん治療、しかも多発転移となると、治療の対象も広範囲に及ぶ。検査や診断、薬の処

著者が2021年に支払った医療費（単位：円）

	東海大学病院	聖路加国際病院	その他の医療機関	調剤薬局	月合計
1月	20,630		8,650	8,630	37,910
2月			1,460		1,460
3月	10,480		2,720	2,860	16,060
4月	41,310		4,330	6,920	52,560
5月	750	10,140	2,920	2,010	15,820
6月		136,340	4,030	4,630	145,000
7月	3,260	25,890			29,150
8月		750,290	12,620	4,210	767,120
9月	202,980	3,000	2,740	128,980	337,700
10月	52,600	7,247		159,660	219,507
11月	17,840		5,660	159,660	183,160
12月	17,720	220	4,550	84,352	106,842
年合計	367,570	933,127	49,680	561,912	1,912,289

このうち返戻金総額は392,837円のため
実際の支払い総額は1,519,452円

方などの領域を超えた「意外なところ」での出費も少なくない。

僕のがんは腰椎にも転移している。骨が弱って圧迫骨折すると、寝たきりになる危険性がある。それを防ぐため趣味のマラソン、スキーはすべて引退したことはすでに書いた。持ち歩く荷物も極力減らしており、取材に行くときはノートパソコンやカメラは持参せず、取材対象の顔写真などはスマホで撮らせてもらっている。

しかし、それでも万全ではない。

第四章で触れたが、整形外科の若い担当医（当時）から、コルセットの製作と装着を勧められた。このコルセットは市販品ではなく、医療用のオーダーメードだ。メーカーのスタッフが二人がかりで採寸して作る、上半身をガッチリ固定できる大掛かりなものだ。しかし、でき上がったものを装着してみると、とても実用的とは言えないシロモノだった。

洋服の上に装着するとコルセットをしていることが丸見えだし、洋服の下に装着すると上に着る服がモコモコしてしまう。着用すると前かがみになれなくなるので、落としたものを拾えない。メッシュ素材とはいえ夏場の着用はつらそうだ。洗濯は「手洗い」となるので、これもまた面倒だ。結局買ったはいいが、一度も着用することなくどこかにしまい込んでしまった。

ちなみにこのコルセット、一着三万三千六百二円也（税込）。結構なお値段だ。夢グループなら、
社長「初回限定六千八百円にしま〜す！」

隣の女性「安い！　安〜い！」

ということになるのだろうが、いまのところ取り扱いはないようだ。

いずれにしても、がんにかかると色々なところでお金がかかるものなのだ。

棚からぼた餅の医療保険

僕は生命保険とか医療保険というものに興味が無く、自分が何らかの保険に入っていることは知りながらも、その内容はまったく知らなかった。それでも「がん保険」には入っていないことは知っていたので、自分ががんになってもお金が下りるとは思っていなかった。

ところが、がんの治療が始まった翌年、保険会社からハガキが届いた。そこには
「がんと診断されたらご連絡ください」

と書かれていた。

と言っても、僕はがん保険には入っていない。それでも「もしかしたらお見舞金か何かが出るのかな」と思って電話をしてみたら、お金が下りるかもしれないので診断書を取り寄せて送れという。

診断書を取り寄せると七千円ほどかかる。一万円か二万円の見舞金のために手間をかけるのも面倒だな……と思ったが、これも勉強だと思って病院に依頼して診断書を取り寄せて、保険会社に送付してみた。

するとどうだろう。数週間後に百万円が振り込まれたのだ。

僕の保険では、がんと診断されたら一回だけ百万円が下りる契約になっていたのだ。これはうれしかった。期待していなかっただけにうれしかった。年間の平均売上高が八百万円レベルの個人事業主にとって、百万円は大金だ。

いつもなら読まずに捨てる保険会社からのハガキを、その時はたまたま読んだことで百万円が手に入ったのだ。

これ以降、僕はわが家に届くすべての郵便物に目を通しているのだが、その後お金をくれるというおしらせは届いていない。

がん保険の加入は必要なのか?

僕の入っている生命保険は、余命半年と告知された時点で保険金(僕の場合はおよそ九百万円)が下りる「リビングニーズ」という特約が付いているので(そのことも自分がががんになるまで知らなかった)、これはかなりアテにしている。

他に僕のようなフリーランスの人間や、零細企業の経営者などが万一の時に備えて積み立てておく「小規模企業共済」という共済にも入っているので、ここからもまとまったお金が入るはずだ。

今後僕が頼りにするのは、これら生命保険のリビングニーズと小規模企業共済になる。現時点での詳細な残高は分からなくても、余命宣告されてからXデーまでの期間を最低必要限度の医療を受けながら過ごし、死後に身の回りの物を片付けてもらうことにかかる費用などは出せると思う。親族に遺産は残せないが、すべてが片付いた後、みんなで鰻を食べに行く程度のお金は残ると思うので、それで勘弁してほしい。

がんの医療費に言及する書籍では、がん保険に入るべきか否かについていろいろな人が意見を述べている。多くは「入らなくていい」という意見のようだ。僕の場合はがん保険には入っていなかったわけだが、おひとりさまということもあり、通常の生命保険と僅かな貯えでどうにか逃げ切れそうな気配ではある。だから僕にもがん保険は必要なかった――ということになりそうだ。

でも僕は経済評論家ではないので、あまりアテにしてはいけない。

楽しみにしている「最後の贅沢」

以前取材した緩和ケア科病棟の看護部長が言っていた。

「標準治療が終わって、まとまったお金があるなら、少しくらい贅沢していいのよ。でもね、全部使っちゃうと、意外にそのあと長く生きちゃうこともあるので、そのあたりが難しいのよね」

僕としては、次のことをしておくつもりだ。

お墓は僕が加入している日本文藝家協会の「文學者之墓」に合祀してもらうつもりなので、その手続きと支払い（六十八万円）は済ませておく。可能であれば少しだけ分骨して、大好きな香港で散骨してもらう。死後は大学病院に献体するので火葬などの費用は掛からない。

葬儀は行わず、死後落ち着いたら、僕の好きな秋の気候のいい時期に「長田昭二さんを送る会」を盛大に開いてもらうことになっている。その実行委員会のメンバーもすでに任命済みだ。これも一人五千円くらいの会費制にすれば、それなりの会場で立食パーティーができるはずなので、それほど費用も掛からないだろう。そもそも僕は葬儀をしないので、パーティーに来る人たちは香典を払わなくていい。だから五千円くらいの会費は払ってくれるだろう。

あとはすべて弁護士に任せる。もしお金が残ったら、弁護士経費を差し引いた額を親父と叔母さんで分け合えばいいし、そのように遺言に書いておく。でもたぶんほとんど残らないから期待してはいけない。

標準治療が終わった後の散財を、僕は人知れず楽しみにしている。おひとりさまにのみ許される「最後の贅沢」が待っているのだ。

第六章　最新医療との付き合い方

日進月歩のがん医療。中でも近年存在感を増しているのが「遺伝子医療（ゲノム医療）」の分野だ。

人によって異なる遺伝子の変異を特定し、その遺伝子変異に合う薬を選んで使うことで、その人に合う治療、もっと言えば、「その人にしか合わない」という個別性の高い治療法を見つけ出すことが可能になって来たのだ。

「夢の治療」と騒がれる遺伝子医療を、僕も受けられる資格を得たわけだが……。

一生に一回の「遺伝子パネル検査」

二〇二三年七月十二日、僕は東海大学病院の遺伝子診療科を受診し、血液を採取した。この血液はアメリカの検査機関に送られ、「遺伝子パネル検査」を受けるのだ。

遺伝子パネル検査とは、がんゲノム医療の柱となる検査のこと。

がんの元々の原因を追究していくと、多くは「遺伝子異常」が発端となっているのだが、以前はがん細胞の中でどんな遺伝子異常が起きているのかを見ることができなかった。

しかし遺伝子解析の技術が進み、「次世代シークエンサー」という解析装置を使うことで、患者ごとに異なる遺伝子異常を見つけることができるようになった。この検査を「遺伝子パネル検査」と呼ぶ。

　これはきわめて画期的なことで、それまでの化学療法が、「胃がんに対して行う治療」「前立腺がんに対して行う治療」と、がんのある部位や臓器を対象に組み立てられていたのに対して、遺伝子パネル検査を行うことで「これはAさんのがんに対して行う治療」「これはAさんには効かないがBさんには効く治療」という、きわめて個別性の高い医療（プレシジョン・メディシン）が可能になったのだ。

　言い換えれば、以前は「胃がんに効く抗がん剤」を使っても、効くかどうかは使ってみなければ分からない――というのが実際だったが、遺伝子パネル検査で遺伝子異常が特定されれば、「Aさん」という特定の人にとって効果のある薬をあらかじめ見つけ出し、それを投与することで無駄のない効率的な治療が実現するのだ。

　現在日本では、健康保険による遺伝子パネル検査は一生で一回だけ認められている。それも、「手術や化学療法、放射線治療などの積極的治療が終了した時点」という条件が付されている。早い話が「根治が目指せる段階」では遺伝子パネル検査は受けられないのだ（一部施設では自由診療として受けることが可能）。

　それでも、この検査を受けることで、自分の病気に最適な、個別性の高い新薬が見つかるかもしれない。その可能性は決して高くないがゼロではないし、健康保険でカバーしてもらえるのだから受けておいて損はない。

とはいえ、すでにがんに転移を許している僕は、ここで新薬が見つかったとしても、それは根治療法ではなく延命治療に過ぎない。延命のために必要以上に薬を使って副作用に苦しんだり、高額な医療費を払い続けるのは望むところではない。だから僕は当初からこの遺伝子検査に対して積極的になれなかったのだ。

過剰な期待は禁物

遺伝子検査を行う目的は、そのがん遺伝子に適合する薬を見つけ出すことにある。すでに臨床導入されている薬もあれば、現在治験や臨床試験中の新薬（分子標的薬や免疫チェックポイント阻害薬など）が該当する可能性もある。適合する薬が見つかれば、それを使うことで効果的な治療に進めるが、前立腺がんの場合、その確率は残念ながら高くない。遺伝子検査で最適の新薬が見つかる確率はおよそ一割と言われているが、医師の肌感覚ではそれよりも低いのが実情で、この時点で、小路医師の患者で遺伝子検査で新薬に到達した例は「ゼロ」だという。なので僕はこの検査に過剰な期待を持たないことにしていた。

以前別の取材で、ある腫瘍内科医から聞いた話では、遺伝子検査についてはマスコミのミスリードが大きく、臨床現場の医師が困惑する場面が少なくないという。

たしかに遺伝子検査でその人のがんに適合した薬が見つかればハッピーだし、そのためにこうした最新の検査や治療技術は開発研究が進んでいるのだが、その成果がまだそれほど高くないうちから「夢の検査法」のように大きく報道されると、患者やその家族は過剰な期待を持ってしまうのだ。もちろん遺伝子検査によって最適な治療法に巡り合える人は存在するので、そのことを報道するのは構わないが、がん患者は藁にもすがる思いでそのニュースを見聞きする。それだけに、自身が検査を受けて、適合する薬がないと分かった時の落胆も大きくなるのだ。

少なくとも前立腺がんにおける遺伝子検査は、現時点では大きな期待を持つ段階には至っていない。「もし自分に合う新薬が見つかったらラッキー」くらいの控えめな期待にとどめておくべきだと僕は思っている。

アメリカへと渡った血液

一般的な遺伝子検査は、手術などで摘出したがん組織を使って行われるが、僕の場合は手術以降に経口の抗がん剤を服用しているため、いまとなっては遺伝子情報が変化している可能性がある。

しかも僕の体内に前立腺は残っていないので、新たに採取すべき組織もない。

そこで血液を検体として利用する「リキッドバイオプシー」という検査が行われることになった。

これもすでに触れたが、前立腺がん治療においてリキッドバイオプシーを行うときは、PSAが「十」を超えると精度が高まるとされている。二〇二三年七月十二日の時点で僕のPSAは「七・一六」と、その水準には達していなかった。それでも、転移が進んでいる疑いがあることから、総合的判断として、この段階での遺伝子検査に踏み切ることになったのだ。

東海大学病院遺伝子診療科の医師の説明を聞き、いくつかの書類に署名をし、採血を受けた。

「この血液がアメリカに行くんだな……」

と思うと、それが自分の分身だけに名残惜しい気分になる。

採取された血液が入ったケースや関連する書類のどこにも、僕の名前は書かれない。遺伝子情報という極めて高度な個人情報なので、この先は数字なりアルファベットなりが組み合わされた「暗号」で処理されるのだ。そう考えると、わが血液が不憫に思えてくる。

「頑張って検査されるんだぞ」

そう心で声をかけて送り出した。


遺伝子欠損が見つかった！


僕の血液が渡米してひと月が過ぎた八月半ば、遺伝子パネル検査の結果が出た。

いくつかの遺伝子の変化が明らかになった中で、僕の体は「ＰＴＥＮ（ピーテン）」という遺伝子が欠損していることが分かった。

「ＰＴＥＮとは〝がん抑制遺伝子〟と呼ばれる遺伝子です。細胞は様々なシグナルを細胞内で伝達しながら、自分自身（細胞自身）の生死を制御しています。人間の体には、必要のない細胞は自然に死んでいく〝アポトーシス〟という現象があり、細胞の中でも最も不必要な細胞であるがん細胞は、基本的に自然に死んでいくようにできています。ところがＰＴＥＮ遺伝子が欠損していると、このアポトーシスという仕組みを邪魔する〝ＡＫＴシグナル伝達経路〟が活性化し、がんにとって増殖しやすい環境が整備されることになるの

です」（小路医師）

これまでいくつかの薬を使ったが思うような効果が得られなかったことも、これで説明がつく。

しかも、僕のようなPTEN遺伝子欠損の前立腺がん患者を対象とした治験が進行中であることも分かった。

普通であれば、ドセタキセルという抗がん剤を使った化学療法が標準療法とされるのだが、これにカピバセルチブという抗がん剤を併用することで治療効果を高めることを証明する治験が行われているというのだ。

「カピバセルチブには、AKTシグナル伝達経路を阻害することで、がん細胞をアポトーシスへと誘導する作用があります。やってみる価値はあると思います」

と語る小路医師は、前立腺がん患者でのPTEN遺伝子欠損は全体の三割程度とされるものの、実際には見つかる確率は低く、「かなりレアなケース」と言う。

珍しい遺伝子欠損が見つかり、それに対する治験も行われている――となれば、「ラッキーじゃないか！」と喜んでもよさそうなところだが、僕の気分は晴れない。なぜかというと、治験に参加するにも問題が山積だからだ。

「治験不参加」の決断

ＰＴＥＮ遺伝子欠損の前立腺がん患者を対象とした治験は東海大学病院では行われていないので、受けるなら実施している別の病院に行く必要がある。これまでの長い付き合いで信頼関係が築かれている小路医師の元を離れて、別の医師と、一から関係性を構築していかなければならないのだ。これはなかなか面倒な話だ。

そもそも僕は延命を目的とする抗がん剤治療に積極的ではない。副作用に苦しみながら数カ月延命するよりも、なるべく苦痛を小さくできるのならば、多少早めに人生を終えることになっても構わない、と考えている。

そんな僕の思いを知っている小路医師との間では、抗がん剤の効果と副作用を確認する意味で、「お試し」として抗がん剤治療（標準治療の殺細胞性抗がん剤を使った化学療法）をやってみようか――という話にもなっていた。

ところが、そうした事情を知らない医師が、果たして「お試し抗がん剤治療」を認めてくれるだろうか。一度治験に参加したら、こちらの都合で簡単に治療をやめるわけにもいかなくなりそうな気がする。

加えて、治験というものは「新しい治療」と「対照群（プラセボ＝偽薬）」の治療成績を比較検討することで治療効果を判定する。どちらのグループに入るかは〝くじ引き〟で決められる。もし自分がプラセボ群に入った場合、新しい治療の恩恵に浴することはできないのだ。

しかも治験の正当性を保たせる目的から「二重盲検」と言って、患者（と医師）は、その患者がどちらのグループに入っているのかを知ることができない。

ちなみに僕は、じゃんけんは強いがくじ運はとても悪い。それにがんの転移が分かってからの二年間で、僕にはある程度の覚悟ができている。ここで変に色気を出して、外れてがっかりすることは避けたい。

何より僕は、小路医師の人柄に惚れ込んで命を預けている。臨床試験に参加すると、その試験を行っている病院の患者になるわけで、少なくとも臨床試験に関しては小路医師以外の医師の下で受けることになる。僕のように面倒な要求が多い患者の話を、それまでの事情を知らない医師がどこまで真剣に聞いてくれるかはわからない。というより、ほぼ確実に面倒がられるだろう。

人生の最終盤に、相性の合わない医師と手を組むリスクは持ちたくない。ここに至って主治医を変更することは、僕にとって大きなリスクとなる。できるなら小路医師の下で残りの人生を全うしたい。

そうしたことを考え合わせると、安易に「治験に参加する」という決断を下せないのだ。僕は気が弱いので、人から何かを頼まれると中々断ることができない。これまでの人生では、この性格が功を奏して評価を得たこともなくはないが、どちらかと言えば無駄なストレスを抱え込んだり、損をすることのほうが多かった。

今回は誰かから治験を受けるように頼まれているわけではないが、医師から強く勧められたら、僕の性格を考えると断り切れなくなって、「じゃ、やりましょか……」となってしまうだろう。

いまの僕は、アルコールに弱くなったこと以外はきわめて元気だ。できることならこの状態を一日でも長引かせたいし、それが不可能になったら病気に抗うことなく、穏やかに人生の幕を下ろしたい。今回提起された治験を含む抗がん剤治療は、そんな僕の人生設計にとって障壁となるような気がするのだ。

小路医師は治験を実施している病院の医師宛ての紹介状を書いてくれたが、熟考の末に僕はその臨床試験への参加を見送ることにした。

九月の外来で小路医師にその旨を話した。今回も小路医師の意向に背く結果となってしまったが、小路医師は少し寂しそうな表情ながらも納得してくれた。

最新の医療は「最新」であるだけに、実際の臨床に馴染んでいない部分がある。新しい医療技術は、臨床の場で繰り返し利用される中で医療提供者側の使い勝手や患者の思いによってブラッシュアップされ、普及版の医療に成長していく。その意味で、登場して間もない遺伝子医療は、必ずしも多くの医師や患者にとって利用しやすい技術にまでは至っていない。

そこに「夢の治療」の要素があることは事実だが、現状はあくまで「夢」であることを認識していないと、夢が叶わなかったときの落胆も大きい。元気なときならいざ知らず、ステージ4のがん患者にとっての落胆は被害も甚大なので、慎重な対応が求められるのだ。

医療の限界を知ることが大事

医療ジャーナリストという仕事をしていると、嫌でも医療の限界を知ることになる。マスコミでは「夢の治療法」とか「神の手」などとセンセーショナルな一部分のみを取り上げがちだが、実際にはそんな特殊な治療が役立つのはごく一部のレアケースであって、九十九・九九パーセントは「普通の医療」が対応する。もちろんその「普通の医療」も日進月歩なので医療消費者である我々の「病気から助かる確率」は年々高まっているはずなのだが、それでも限界があることは事実だ。

僕は医療記者になって一番「よかった」と思うのは、この医療の限界を知ることができたことだと思っている。言い換えれば、一般の人たちの多くは「医療の限界」を知らないことで、必要以上に医療に期待し過ぎてしまい、様々な情報に翻弄され、落胆して疲弊するのだ。

残念だが現代においても生あるものには必ず死が訪れる。死なない人は一人もいない。医療はこの「死」をなるべく先送りにする役割を担ってはいるが、「死なない人間」を作ることはできない。

それはじつに当たり前のことなのだが、実際には医療に過剰な期待をする人が少なくない。医療関係者と一般の人の「医療の限界」についての温度差を小さくすることが医療ジャーナリストの仕事の一つだと思うのだが、中々うまくできていない。

なぜならジャーナリストにも色々なタイプの人がいて、「夢の治療」や「神の手」が好きな人もいるからだ（この手のジャーナリストの多くは医療が専門ではない）。もちろんいまは「夢の治療」とされるものが将来「標準治療」になる可能性はある。その夢を持たなければ医学の進歩はあり得ない。しかし、研究段階や構想段階、あるいは国内未承認の治療法を煽情的に取り上げるのは、真の意味での報道ではない。たしかにそんな記事や番組は夢や希望に満ち溢れてはいるが、所詮は夢や希望であって、実際にはあまり実用的ではなかったりする。そうした記事や番組を見て過剰な期待を持ってしまった読者や視聴者に、現実的な情報を伝えていくのが我々医療ジャーナリストの仕事で、言ってみれば「夢を奪う役回り」ともいえる。

医療関係者は自分ががん、しかも治すことができないステージ4と診断されたら、それを残念だとは思うものの、必要以上に混乱することなく、必要な治療は受けながらも粛々と人生の後片付けを進めていく。医療の限界を知っているから、必要以上の希望を持とうとしないのだ。僕もそんな医療者を何人も見てきたし、その立ち居振る舞いは見事だった。

僕は医療者ではないが広い意味では医療関係者ではあるので、医療の限界は知っているつもりだ。だから見事とは言えないまでも、必要以上にうろたえることなく、なるべく落ち着いて人生をソフトランディングさせたいと思っている。

これはあくまで僕の考え方なので、人に強要するつもりはない。最後の瞬間まで死に抗うのも一つの死生観なので、それを否定するつもりは毛頭ないのだが、少なくとも僕は「不必要な医療」を受けたいとは思わない。

ここでいう「不必要な医療」とは、常識的に考えて効果のない、あるいは科学的根拠を持たない延命治療のこと。逆に僕が積極的に受けたいと思っているのは、生きている間の苦痛を取り除くための医療、生きている間の生活をなるべく健康な時の状態に近づけるための医療だ。それが不可能な段階になったら、それ以上の延命治療はしないでもらいたい。

僕は死後、大学病院に献体するつもりなので、僕の死も少しは医学に役立つだろうと勝手に思っている。これまで医療の世界で仕事をさせてもらってきたので、少しは恩返ししたい。

それに、献体すると大学で火葬までやってくれるので、遺族の経済的負担が減るというメリットもある（献体しても当人や遺族に金銭的な見返りはない）。

なので僕は、積極的な治療ができなくなったら、あとは無駄に延命するよりも、苦しまずに人生を終えることを優先したいと思っている。それさえ実現できれば、僕の体で勉強してくれる医学生たちがいる——と考えることで、死の恐怖も少しは小さくなるような気がするのだ。

第七章　抗がん剤がこわい

残された時間をどう使うか

いま、がんの薬物療法に使われる薬は、大きく三つに分類される。古い順に、殺細胞性抗がん剤、分子標的薬、そして免疫チェックポイント阻害薬の三種。

転移進行した前立腺がんに対して使われるのは、この中の殺細胞性抗がん剤という、副作用の強い薬だ。

僕はこれが一番恐ろしい。

それまでも経口薬のユーエフティやエストラサイトなどは飲んでいたが、点滴で投与する抗がん剤は副作用の出方もその比ではない。

強烈な吐き気と抜け毛、それ以外にも様々な副作用が出ることが予想される。近年はそうした副作用を強力に抑える薬の開発が相次いだことから、以前に較べればだいぶラクになったが、それでも治療に耐えられずに脱落する患者は一定数存在する。

僕は「抗がん剤の中では比較的副作用は小さい」とされるエストラサイトでさえ、一日中続く吐き気に苦しんだ。これで本格的な抗がん剤を使ったりしたら、僕の日常生活は壊滅的なダメージを受けることになるのではないか。

しかも、そうしたつらい副作用に耐えて抗がん剤治療をしたところで、病気が治るわけではない。生存期間が多少伸びることをもって医学的には「効果あり」と判定されるのだ。

これも考え方は人それぞれだ。

家族のためにつらい治療に耐えながら一日でも長く生きようと頑張る姿勢は崇高だし、それを否定するつもりは微塵もない。ただ、おひとりさまの僕には「家族のために頑張る」という理由はない。

それに、少しばかり長く生きられたからと言って、その貴重な日々を副作用に苦しみながら過ごしたのでは意味がない。残された時間に限りがあるなら、せめてその間は苦しむことなく、少しでも面白おかしく過ごしたい。そしてそのどちらを選択するかは、患者に任せてほしい――というのが僕の考えだ。

このことについては、小路医師とは何度も話し合いを重ねてきた。小路医師が

「すぐにでも抗がん剤治療を始めるべき」

という意見なのに対して、僕は

「できることなら受けたくない」

という考えで、話し合いは長く平行線を辿ることとなった。治療開始が遅れたことで僕の寿命は短くなったのかもしれないが、それは自分の考えによるものなので納得している。

「お試し」で副作用の出方を見ることに

前立腺がんが骨などの他臓器に転移したときに行われる化学療法は、まず「ドセタキセル」という抗がん剤を三～四週間に一度投与し、効果が見られれば最大で八回投与する。つまり治療期間は最大で三十二週間ということになる。

途中で効果が見られなくなったり、最大投与回数である八回を終了したら、次は「カバジタキセル」という抗がん剤を、三週間に一度の間隔で投与する。この薬は投与回数に制限はないが、それでもいずれ効かなくなる。

そして、カバジタキセルの投与が終了すると、これをもって健康保険で認められた標準治療は終わりとなる。あとは緩和ケアで痛みを取り除く治療をしながら、残された日々を過ごすことになる。

ここで使われるドセタキセルとカバジタキセルは、いずれも殺細胞性抗がん剤に分類される。つまり、強い副作用を伴う劇薬だ。これらはあくまで延命治療なので、根治を目指すものではない。

また、効果や副作用の出方によっては治療を途中で中止することもあるので、ドセタキセルとカバジタキセルの投与期間の生存を保証するものでもない。

僕は仕事柄多くの医師と会うので、機会があれば抗がん剤の使用について意見を聞いてきた。がん治療の最前線に立つ医師に限ってみても、抗がん剤治療についての意見は割れる。

間違えてほしくないのだが、抗がん剤治療に積極的でない医師も、故・近藤誠医師の唱えた「抗がん剤は絶対悪である」といった極端な意見を全面的に支持するわけではなく、状況に応じた抗がん剤治療の必要性と正当性は認めている。それでも、もし自分や家族が僕と同じ状況に立たされた時、抗がん剤治療を受けるかと言われたら、

「慎重に考えざるを得ない」

と答える医師が少なくないのだ。

こうした事情を背景に、僕は抗がん剤治療に積極的ではなかった。しかし、いずれは抗がん剤治療を受けることになるとも思っていた。ただそれは、あくまで「お試し」として……。

自分の体に抗がん剤を入れてみて、どんな効果が得られるのか、あるいは得られないのか、どんな副作用が出るのか、その副作用は耐えられるレベルなのか……といったことを

体験し、それを原稿に書くことができれば読者の役に立つかもしれないし、僕の気持ちとしても少し救われるところがあるだろう。

とはいえ、抗がん剤と心中するつもりは毛頭ない。だから「お試し」にこだわったのだ。

脱毛に備えて「二ミリの丸刈り」に

二〇二三年十月三十日、僕は床屋さんに行った。化学療法の副作用の脱毛に備えて、あらかじめ短く刈ってしまおうと考えたのだ。

「今日はどうしましょうか」

「二ミリのバリカンで丸刈りにしてください」

かなり勇気のいるリクエストだ。要請を聞いた床屋氏は驚愕と不安の表情を湛え、「何かあったのか」「本当に刈っていいのか」「悩みがあるなら話を聞くぞ」などと狼狽するかと思っていたのだが、何の反応も示さずバリカンを持つと、躊躇せずにわが頭髪を刈り始めた。

ものの三分で「ほぼ丸坊主」となったわが全貌が鏡に映し出される。

「いかがでしょう」

と床屋氏。

何しろ初めて見る顔なので、自分じゃないような気がして照れ臭い。よく見ずに
「はい、結構です」

と答えた。うちに帰ってからよく見よう、と思って、帽子をかぶって家に帰る。

帰宅してあらためて鏡でしげしげと見つめるのだが、やはり自分ではないような気がする。五十八年間付き合ってきた自分とは別のおじさんが鏡の中にいる。でも、僕が笑えばそのおじさんも笑うし、僕が変な顔をするとおじさんも変な顔をする。

中学一年生のときに担任だった女性教師が「男子は短髪であるべし」という強い信念の持ち主で、半ば強制的にスポーツ刈りにさせられたことがある。現代なら問題になるところだが、昭和五十年代はそんな時代だったのだ。生まれて初めてスポーツ刈りにした僕の頭を見ておふくろが言った。

「似合わないわねぇ……」

おふくろだけではない。周囲の親戚が皆、口を揃えて「お前に短髪は似合わない」と言うのだ。唯一「いいじゃない」と評価したのは担任の女性教師だけだった。以来僕は髪を短くしたことがない。じつに四十五年ぶりの短髪なのだ。

でも、何分も鏡を見ているとゲシュタルト崩壊が生じ、見ようによっては僕が尊敬する作家、山口瞳先生に似ていなくもないような気がしてきた。

「まあ、これはこれでいいか……」

これからは「山口瞳風の男」として生きていくことにする。

治療開始前夜の心境

十一月一日、頭が寒くなった僕は帽子をかぶって東海大学医学部付属病院を訪れた。今回は叔母さん（心配性）とその娘（僕のいとこ）が同行し、いとこの亭主が車で送ってくれた。

いよいよ化学療法が始まるのだ。これまでいろいろと理由を付けて逃げ回ってきたが、もう逃げられない。

案内されたのは化学療法を受ける患者が入る病棟で、僕の部屋は「個室的四人室」という、名称の解釈に苦しむ部屋だった。入ってみると六人は収容できそうな面積の部屋に四つのベッドがあり、周囲はカーテンで仕切られている。カーテンだから物音や話し声はまる聞こえなので「個室」ではない。たしかに一人の占有面積は広く、部屋の中にシャワーがある（トイレは部屋を出てすぐ隣）が、絶対に「個室」ではない。それに「個室的」という言葉も、日本語としてどうなのだろう。

事前の入院手続きの際、僕は差額ベッド代のかからない「大部屋」を希望したのだが、「空きがない時は差額ベッドの部屋でもいい」という欄にもチェックを入れた。化学療法を遅らせるわけにはいかないので仕方なくそうしたのだが、来てみたらあっさり「個室的四人室」という差額病床に入ることになってしまったのだ。

ちなみに、「空きがない時は――」の欄にチェックを入れなければ、本当に空きがない時は差額を払わずに差額病床に入院できる。病院側の都合で差額ベッドしか空いていない時、病院は差額を徴収してはならない決まりになっているからだ。

でもそんなことでゴタゴタするのも面倒なので、大人しく一泊五千円の差額ベッド代を払って「個室的四人室」に入院した。

四つのベッドのうち僕を含めて三つが埋まっており、一つは空いているようだ。しかし、隣のベッドの患者は翌朝退院していったので、結果として僕は四人部屋を二人で使う形になった。

看護師の説明によると、抗がん剤は翌日投与するので、今日は点滴もしない。だから自由に過ごしていいとのこと。僕は来た時の服装のまま叔母さんといとこを駐車場まで見送り、病院併設のスターバックスでコーヒーを買って病室に戻った。

「いよいよ明日から抗がん剤が僕の体に入るのか。そうなると吐き気がつらくてコーヒーを味わうこともできなくなるんだろうな。もしかしたらこれが人生最後のコーヒーかもしれないな」

などと考えながら飲んだ。

飲み終わるとやることがないので、「サロン」と呼ばれる面会用の小さなラウンジにパソコンを持っていき、書きかけの原稿などを書いて入院初日を過ごした。原稿を書きながらも、

「明日からは吐き気をこらえながら原稿を書くのか……。吐き気なしで書く原稿はこれが最後なんだろうな……」

などと考えていた。

十八時過ぎに夕食が届けられる。当然これも「最後の晩餐」的な思考を巡らせて食べる。

二十一時に消灯。普段ならこれからもう一本原稿を書いたりする時刻だが、同室の先輩患者は寝ているようだ。仕方ないので僕も電気を消し、「吐き気のない最後の夜」を堪能

していうちに眠ってしまった。

いよいよ点滴が入る

翌朝七時過ぎに小路医師の回診。予定通り今日、一回目の化学療法を行うこと、そしてそれに伴う諸注意などを聞く。僕があまりにも抗がん剤を怖がるので、最初は通常より二割少ない量を投与し、副作用の出方を見て、二回目以降は増量を検討していくとのこと。色々と無理を言って申し訳ない。

朝食時から、副作用の吐き気を抑える薬が処方される。

その後看護師が来て点滴が入り、どこに行くにも点滴台を連れて歩かなければならなくなった。

午前十一時、看護師が来て、名前と生年月日と腕に取り付けられたリストバンドを何度も確認したうえで、点滴台にぶら下がる生理食塩水のボトルに「タキソテール（一般名：ドセタキセル）」という薬剤が入れられた。ウルトラマンと闘った「わるもん」の怪獣のような名前の薬だが、今回はがんと闘うので「いいもん」である。

これから二時間かけて、この抗がん剤が点滴投与されるのだ。

体内に薬が入ってすぐに副作用が出るケースは非常に少ない、と朝来た看護師が話していた。今回は朝食時に飲んだ経口薬だけでなく、点滴でも吐き気止めを投与している。万全の上にも万全な体制を敷いてもらっているのだが、それでも恐い。吐き気は嫌だ。

人間の体に起き得る苦痛の中で、嘔吐と呼吸苦ほど嫌なものはないと思う。今回の薬の副作用には呼吸苦はないようなので嘔吐に限定して述べさせてもらうが、僕は常日頃から「吐かずに済むなら多少の損はしてもいい」と思っている。酒を飲み過ぎて吐き気を催したとき「吐いてしまえばラクになる」という人がいるが、僕は吐かずに済むなら朝まで苦しんでもいいと思う。もっと言えば、いやらしい話になって恐縮だが、幾ばくかのお金を払えば吐き気を治めてもらえるなら払ってもいい、とさえ思う。もちろん上限はあるが、五千円くらいなら払うかもしれないし、千円なら回数券を買ってもいい。とにかく「嘔吐恐怖症」なのだ。

同じ副作用でも、脱毛などは軽いものだ。もちろん髪が抜けることは愉快ではないが、髪が無くてもカッコイイ人はいくらでもいるし、そもそも前立腺を、いや性機能を失っている僕は、いまさら女性にモテても仕方ないのだ。だからこの際、僕は髪の毛については潔く諦めようと思う。

吐き気はなく、お昼の病院食を完食

点滴開始から一時間。時計の針は正午を回った。いまのところ吐き気も抜け毛も手のしびれもない。

すると驚いたことに、お昼の病院食の配膳が始まったのだ。メニューは麦飯にポークカレー、生野菜サラダと牛乳寒天。

そして、さらに驚いたことに、このとき僕はお腹が減っていたのだ。

腕から抗がん剤を投与しながら、僕はカレーライスを食べた。よもや抗がん剤と一緒にカレーライスや牛乳寒天を摂取するとは考えもしなかったのだが、結局残さずに食べてしまった。

さすがに食べたら吐き気が来るかと身構えていたが、その気配もないまま午後一時過ぎ、点滴は終了した。

点滴が終った後も体調に変化はない。やることもないので、またパソコンを持って「サロン」に行き、二時間ほど原稿仕事をした。

夜、小路医師が様子を見に来てくれた。

「いかがですか」

「まったく変化がありません」

「それはよかった」

「化学療法ってこんなものなんですか」

「はい、こんなものなんです」

もちろん、副作用の出方は個人差がある。どんなに用心しても苦しむ人はいる。僕も半年前に飲んでいたエストラサイトには苦しめられた。

それだけに今回は拍子抜けだった。

翌日のお昼。投与から二十四時間が経過して、なお変化はなく、この時点で点滴も外された。

それ以降、僕は毎日午前中と午後の二時間ずつ、「サロン」に通って原稿を書いたり、心配してくれる友人や知人にお礼のハガキを書いたりして過ごした。

当初の予想では連日朝から晩まで吐き気に苦しむものと思っていただけに、拍子抜けした気分だった。

入院六日目の十一月六日月曜日、朝の回診で小路医師から「本日めでたく退院」を言い渡された。一回も、一瞬も、苦痛を味わうことのない穏やかな入院生活だった。

二回目は投与量を「九割」に

副作用の出方を警戒して初回投与の時だけは入院して行われた化学療法も、二回目からは日帰り通院になる。その基本的な流れを十一月二十九日に受けた二回目のドセタキセル投与の時をもとに解説する。

朝六時半に起きて支度をし、新宿駅を七時五十七分に出る小田急線の快速急行に乗り込む。本当は特急ロマンスカーで行きたいのだが、ちょうどいい時間帯に特急の設定がないのだ。

一時間後の八時五十六分に伊勢原駅に着く。ここから病院まではバスで十五分ほどだが、朝は道路が混む上にこの路線バスは遠回りをするので、天気がいい日は運動を兼ねて歩いて病院に向かう。徒歩だと近道ができるので二十分ほどで病院に着いてしまうのだ。

病院に着くと、まず地下一階の血液検査室で採血し、その後四階の腎泌尿器科外来に行く。一時間ほど待って自分の番号が呼ばれる頃には血液検査の結果が主治医の小路医師に届いており、それを見てその日の化学療法を行うか否かが決まるのだ。

この日の検査結果を見ると、一回目の化学療法から四週間が過ぎていたが、前立腺がんの腫瘍マーカーであるＰＳＡの値は、前月の「十七・九三」から「二十四・五〇」へと急上昇していた。

しかし小路医師によると、これは想定されていたことだという。抗がん剤を投与しても、すぐにＰＳＡが低下するわけではなく、今回の上昇は治療効果を反映したものではないという。

検査結果を詳細に検討した小路医師は、力強く宣言した。

「予定通り、二度目の抗がん剤治療を本日行いましょう」

そしてこう付け加えた。

「一回目は本来の投与量より二割減の量を投与しましたが、大きな副作用も見られなかったので、今回は少し増やして〝一割減〟、つまり九割の量を投与しようと思いますがいかがでしょう」

小路医師の徹底した副作用対策が奏功し、前回は本当にラクに治療を終えることができた。これならもっと早く受けても良かったと思うほどラクだったので、薬の量が多少増えても問題はなさそうだ。小路医師の提案に同意し、「投与量九割」で二度目の化学療法に臨むことになった。

同院の化学療法室は二階にある。日帰りでの抗がん剤投与は初めてなので、ちょっとした事前の説明があるという。腎泌尿器科外来を出た足で化学療法室の窓口を訪れ、担当者から話を聞く。内容は次の通り。

・ドセタキセルの投与には二時間～二時間半ほどかかる
・その間は本を読んでも寝ていてもいい
・ユニットごとに小さなテレビ（有料）があるのでそれを観てもいいが、観るときは有線のイヤホンを使用すること
・途中でトイレに行きたくなったら勝手に行かずに看護師を呼ぶこと
・なるべく途中でトイレに行かなくても済むように、点滴開始の直前にトイレに行って出せるだけの尿を出しておいたほうがいい――等々。

僕の化学療法が始まるのは十三時からなので、しばらく時間がある。パソコンを持参しているので、病院併設のスターバックスで仕事をして過ごす。こんなとき我々モノカキは、

「どこでもできる仕事に就いてよかった」

としみじみ思うのだが、周囲からは、

「どこにいても仕事をしなきゃいけないなんて可哀そうな人」

と気の毒がられる。

この日僕は点滴中に読むつもりだった本を持参するのを忘れたので、急遽院内のコンビニに行ったのだが、読みたい本がない。仕方なく、ある高名な大作家先生の文庫本を購入し、時間通りに化学療法室に向かった。

四十四席もある化学療法室の中の、僕の指定されたユニットナンバーは「十三番」。あまり縁起のいい番号ではないが、そういうところにこだわりのない僕はおとなしく席に着く。

電動のリクライニング装置を持つそのイスは、マッサージチェアからマッサージ機能を取り去ったような豪華なイスだ。左腕に刺した針から管が点滴台に延びている。

順序としては、まず生理食塩水、次いで吐き気止め、そして抗がん剤、最後にもう一度生理食塩水で管に残った薬剤を洗い流して終了となる。

点滴が始まると、完全にヒマになる。さすがにここでパソコンを開く勇気はないので、さっき買った高名な大作家先生の小説を取り出し、読み始める。

三十ページ読んだが面白くない。五十ページ読んでも面白くならない。それどころか、失礼ながら文章の稚拙さばかりが目に付く。高名な大先生でも疲れたときにはこんな文章を書くこともあるのだろう……と好意的に解釈し、我慢して読み進めるが、八十ページを過ぎたあたりで、「どうやらこれは〝駄作〟と呼ばれるカテゴリーに分類される作品らしい」との確信に至った。

とはいえ、相手は高名な大作家先生である。もしかしたら後半には信じられない急展開が待っているかもしれない——と、萎える気持ちを鼓舞しつつ読み進めるうちに点滴のほうが終了。時刻は午後三時を少し回っていた。

結局僕は点滴が入っていく二時間の間、大作家先生の駄作のつまらなさに耐えることに時間と精神を費やしていたのだ。

この日は横浜に住む叔母さん（心配性）とその娘であるいとことその亭主が車で迎えに来てくれたので、その車で新宿の自宅まで送ってもらった。途中渋滞に巻き込まれたりして、家に着いたのは夕方六時過ぎ。かなりの疲労を覚えていた僕はそのままベッドに横になり、例の駄作の続きを読み、読了した。最後の一行まで面白くなかった。

大作家先生になるとこんな駄作でも本にしてもらえるのか……という羨ましさに僕の意識は支配された。いい勉強になった。

そして今回も、吐き気などの副作用はまったくなく、その夜は叔母さん(心配性)が持ってきてくれたお赤飯やロールキャベツなどをぺろりと平らげて、早々に寝てしまった。

十八日目で「脱毛」が始まった

退院後も特段の変化はなく、通常通りに過ごしていた。

変化が起きたのは初めてドセタキセルを投与してから十八日目(十一月二十日)の夜だった。

この夜は、ある雑誌の編集長と会食をしていたのだが、帰宅してジャケットを脱ぐと、下に着ていた黒のタートルネックに細い白い線の模様が無数にできていたのだ。「白い線」は僕の髪の毛(白髪)。三週間前に「二ミリの丸刈り」にしていたが、すでに一センチ近くまで伸びていたようで、それが黒い服に散らばって、黒い霜降り肉のように見える。

ドセタキセル投与からおよそ三週間で、副作用の「脱毛」が始まったのだ。

風呂場に行って服を脱ぎ、頭を掻きむしったら面白いようにボロボロと髪が落ちていく。

とりあえずシャンプーをして落とせるだけの髪を落としてその日は寝たが、翌朝起き抜けに枕を見ると、やはり枕が霜降り肉になっていた。

前もって坊主刈りにしておいたのは正解だった。もし長髪のままでこの脱毛を迎えていたら、落ち武者のようになっていたはずだ。僕の場合はこれから本格的な冬を迎える十月末に丸坊主にしたので「頭の寒さ」が一番応えたが、いろいろと帽子を買ったりして何とか冬を乗り切ることができた。

医療用ウィッグ（かつら）を使うという手もあるが、そこまでして脱毛状態を隠したいとも思わない。女性はそうもいかないので気の毒だ。

ドセタキセルの投与を繰り返すうちに、僕の場合は投与から三週間目あたりで脱毛が起きること、そしていつまでも抜け続けるわけでもなく、一日か二日で止まることがわかってきた。会食の時などに髪の毛が大量に抜け落ちると不潔だし、相手やお店にも失礼なので、「今日あたりは危ないな」と思う日はイスラムワッチというつばのないニットの帽子をかぶることにした。どう見ても僕の顔には似合わない帽子だが、寒さ対策としても有効なので冬場は重宝した。

なお、最初に髪の毛が抜けた時点で眉毛とまつげと陰毛は抜けていなかった。しかし、その後徐々に抜け始め、薬剤投与開始から半年で眉毛と陰毛はその大半が抜け落ちた。陰毛はどうすることもできないが、人目に触れるものでもないので放置する。

一方、眉毛が無くなると人相が悪くなる。そこで外出する時だけアイブロウで描くようにしている。かかりつけの内科医に相談したら、「薄く乗せるように描くだけでだいぶ違いますよ」と言うので、その医師のオススメのアイブロウを通販で購入して使い始めた。なるほど、薄く描くだけで人相がまるで違って見えるものだ。これはいいことを教えてもらった。

眉毛のタトゥーを勧める友人もいたが、お金もかかるし痛そうだ。とりあえずアイブロウでもごまかせるので、当面はこれで凌ぐことにする。

お酒を飲む頻度が激減

もう一つ、身体の変化を感じることがあった。ドセタキセル投与開始から三〜四カ月が過ぎたあたりから、吐き気止めを服用してもお酒を飲むと気持ち悪くなるようになってきた。悪酔いする確率は、最初は三回に一回程度だったが、それが二回に一回、三回に二回と頻度が高まり、次第にお酒を飲みたいと思わなくなってきた。

周囲も事情を知っているので無理に勧められることもなく、宴席に出ても最初だけ薄いハイボールなどを頼んで、あとはウーロン茶かジンジャーエールで過ごすようになった。そもそも僕は学生時代は下戸だった。社会人になって鍛えられて飲めるようになったクチだ。だから抗がん剤でお酒に弱くなっても、当人としては「元に戻っただけ」という感覚に過ぎない。

ただ、お酒は飲めるほうが楽しい。それでつい場の雰囲気に流されて飲んでしまうと、気持ちが悪くなったり、ひどい時には座っていることさえ困難になり、ただただ後悔の涙を流して苦しむだけとなる。

ただ一つ、分かってきたこともある。それは日頃よく行く「馴染みの店」では悪酔いしにくい――ということ。知らない店やたまにしか行かない店だと悪酔いする確率が高いのだ。行きつけの店の「無理が利く」「わがままが言える」という安心感がいいほうに作用するのかもしれない。なので最近は、決まった三〜四カ所の店のみをぐるぐる回るようにしている。

正直言って残りの人生、この三つか四つの店があれば十分だ。言い換えれば、僕が生きている間はこれらの店に潰れられたら困る。どこもコロナ禍以降は盤石な経営状態ではなさそうなだけに、何とか頑張ってもらいたい。

他人に理解されにくい「だるさ」

化学療法を始めてから感じるその他の副作用として、「だるさ」と「疲れやすさ」がある。特に「だるさ」は、がんによる症状なのか抗がん剤の副作用なのかは不明だが、とにかくつらい。

だるさというのは厄介なもので、その症状を持つ者のつらさと世間が持つ症状の評価に大きな差がある。

体調を問われて

「だるいんです」

と答えると、

「ああ俺も年齢のせいか最近だるくて仕方ないんだよ」

と明るく答える人がいる。

そのだるさと僕のだるさはレベルが違うんだよ……と思うのだが、我慢する。

一般的に、だるいからといって仕事を休んだり、作業が大幅に滞るようなことはない。

我慢すれば何とかなるので、多くの人は無理して仕事を完遂する。それを見て周囲は「ほら、やればできるじゃないか」と考えるのだ。

しかも僕のだるさは、毎日続くわけでもない。理由は分からないが曇天や雨の日は体が鉛のように重くなるのに、天気のいい日はあまり苦にならなかったりする。

そんな曖昧な症状に対して、人はあまり同情してくれない。

こうした世間の評価の低さの背景には、むかし不良高校生などが親や教師から注意を受けたときによく「だりーな……」と口にしていたことが関係しているのではないか、と僕は睨んでいる。不良高校生に限らず、多くの人はちょっと面倒な事案に接した時などに、安易に「だるい」という表現を用いる。そのため「だるい」という症状が軽んじられるようになり、本当に病的なだるさに見舞われた人を気遣うことができなくなってしまったのではないか――と僕は思うのだ。

ちなみに「だるい」を僕が使っている広辞苑（第二版補訂版）で引いてみると――

だるい【怠い】『形』疲れたような、おっくうな感じである。たるし。

「たるし」が分からないのでこれも広辞苑で調べてみる。

たるし【怠し・懈し】《形ク》おっくうである。気がすすまない。だるい。たゆし。

「たゆし」も分からないが広辞苑が重くてだるいのでもうやめる。

いずれにしても広辞苑は、「だるさ」と何らかの疾患や薬の副作用との因果関係については言及していない。あくまで日常で感じ得る「状態」を指し示しているに過ぎない。おまけに「たるし」の項で登場した「懈」という字は、「おこたる」とか「なまける」という意味を持ってさえいる。このあたりも「だるい」を軽視しようとする世論形成の要因になっているのではないだろうか。

前立腺がん患者のだるさに対して、世間も広辞苑編集部も、もう少し敬意を払ってほしいものだ。

その点、小路医師はちゃんと労わってくれる。労わるだけでなく「補中益気湯」という漢方薬を処方してくれた。

「漢方薬なので効果の出方がマイルドと思われがちですが、効く人は頓服的に使っても効くことがあるんです。まあ個人差が大きいのは事実ですね」

僕はこれまで三～四回、「だりーな……」と思う日に服用してみたが、いまのところは「効いたような気がしないでもない」といった感じにとどまっている。漢方薬は体質改善が柱なので、しばらく使っているうちに「だるさ」そのものが小さくなってくれるかもしれない。そんな期待を持って、当面は使い続けてみるつもりだ。

疲労感で仕事が手に付かない

日々の生活で感じる疲労感は確実に増している。

マラソンをやめてからはなるべく歩くようにしていて、たまに草野球仲間を誘って、「散歩」と称して十～十五キロ程度の距離を歩きに出かけるようにしている。

最初は化学療法を始める前だったので、元気に歩いて、歩いた後は一杯やって帰って来る——という健康的な趣味だったのだが、化学療法が始まってからは歩く速度が落ち、疲れやすくなっているので、途中で休憩を入れなければ歩けなくなってきた。

しかも、アルコールにも弱くなってしまったので、歩いた後の楽しみもない。それでも、残された数少ない「体を使う趣味」なので、やめたくはない。後輩も付き合ってくれるので、距離を短くしたり歩く速度を落としたりしながら、歩けるうちは歩こうと思っている。

ただ、そうした運動は別にしても、仕事には確実に影響が出始めている。以前なら午前中三時間、午後四時間、夜三時間の「一日十時間」の原稿執筆を基本パターンとし、繁忙期にはさらに深夜業務を加えて対応していたのだが、化学療法を始めてからは疲労が大きく、このシフトの維持が厳しくなってきたのだ。

午前中は一時間半から二時間が限度。午後も二時間か頑張っても三時間。夜は机には向かうものの原稿仕事が手に付かず、事務作業やメールチェックなどでその日の仕事を終えてしまう日も増えた。化学療法を始めてからは疲れのせいで就寝時刻が早くなり、深夜労働、いわゆる徹夜仕事ができなくなった。まあ、五十代も後半に来て徹夜するのもどうかと思うので、これはこれでいいのだが、一番困るのは集中力が続かないことだ。

左肩に転移したがんによる痛みを取る目的で、非ステロイド性消炎鎮痛薬（NSAIDs＝ロキソニンやボルタレンなど）が処方されている。たまにこれを飲むと、なぜかだるさが軽減されて集中力が持続することを経験的に知った。そこで、どうしても乗り切らなければならない急ぎの仕事があるときは、痛みが無くてもロキソニンを飲むことがある。これは厳密にいえば適応外使用なので医師や薬剤師は勧めないとは思うのだが……。

うつにならずに済んだ理由

最後に、化学療法の代表的な副作用として挙げられるものに「うつ症状」がある。僕の場合はがんにかかる以前に二度、強いうつ症状に苦しんだ経験があるので、今回もそうなるのだろうと身構えていたのだが、どういうわけかがんが見つかった時も、転移が見つかった時も、うつ症状にはならなかった。

ハッキリとした理由は分からないのだが、がんが見つかる前からその予兆があった（覚悟ができていた）こと、また転移が見つかった時は、「考えなければならないこと」が多過ぎて、うつになっている暇もなかった——というのが実際かもしれない。

ただ、自分で考えてみて、うつにならずに済んだ理由はいくつかある。

一つは前にも触れたが、僕自身が独り身で、僕がいなくなることで悲しむ家族がいない、ということが一番大きいと思う。僕などは人一倍メンタルが弱いので、もし女房や子どもがいたら、自分が死ぬことの悲しみよりも、愛する家族と別れることのつらさで圧し潰されてしまうだろう。

過去に僕が経験したうつ病は、原因がはっきりしている。

一度目は、ようやく入った中堅出版社から、自分のあずかり知らない理由で、まったく興味のない大手物流企業への転職を余儀なくされ、その会社に馴染めないでいるうちに発症したうつ症状。この時は苦労はしたが、会社を辞めて出版業界に戻ったらきれいに治ってしまった。

二度目にうつ病と診断されたのは、二人目の女房との離婚の時だった。この時は本当に苦しんだ。この一件だけでも長編の小説が書けるくらいのストーリー要素があるのだが、書けば自分がつらくなるだけなので書かない。ただ、このときのつらさに比べれば、がんの転移など大した問題ではない――と思える。これぱかりは当人でないと分からないことなのだが、がんの転移よりつらい経験を済ませている僕は、ある意味「恵まれている」と思う。

がんのステージ4にある僕がいま、うつ症状にならないでいられるもう一つの要因として、多くの友だちに恵まれたことがある。一般的に「友人」は何人くらいが平均的なのかは分からないが、僕の場合はその数は多いほうだと思う。子どもの頃からの親友に加えて、学生時代の友人や先輩後輩、草野球やマラソンなどの「趣味の仲間」、そして出版社の仲のいい編集者たちや同業のライター仲間など、相談に乗ってくれる友だちがたくさんいる。

友だちが少ないと、一人の友人に相談の比重がかかるので相手にとってもストレスになるが、数が多いと分散できる。

一人で過ごすのがつらい時にはその中の誰かに酒を飲みながら話を聞いてもらうことになるわけだが、いろんな立場の友人が、入れ替わり立ち替わり相手をしてくれるので、こちらも気楽に相談ができる。そもそもがんが転移したからと言って「相談」に該当する事案など、そうは発生しないものだ。深刻な話をしたくて飲みに行くわけでもないので、とりあえずの現状報告を済ませたら、あとはいつも通りの馬鹿話をすることになる。だから気分も落ち込むことなく過ごせるのだろうと思っている。

効果が見られず、薬を変更

結局ドセタキセルは五回投与したが、ＰＳＡは投与開始前の十七・九三から二十四・五〇、二十九・五七、三十・一二、四十二・三七と上昇を続け、二〇二四年三月十八日の時点で五十二・五一に達していた。どうみても効果は見られないので中止し、セカンドラインのカバジタキセルに切り替えることになった。

今回もドセタキセルの時と同じように、初回投与時のみ入院して点滴をする。四月二日に入院し、翌三日に一回目のカバジタキセル投与。ドセタキセルの時と同様に、事前の副作用止めをしっかり使ったので、吐き気などに苦しむことはなかった。

大きな副作用がないことが確認されたので、入院三日目の四月四日に退院が許された。

投与から二週間後に外来受診があり、PSAを測ったところ、前回の五十二・五一から三十三・三六まで急降下していることが分かった。普段あまり表情を崩さない小路医師が満面の笑みで握手を求めてきた。この時ばかりは僕も破顔一笑してしまった。

あとはこの薬理効果がいつまで続くかに期待がかかるところだ。

第八章　終活がはじまる

「おひとりさま」ならではの気楽さ

人が死を迎える時に最もつらいのは、自分自身の人生が終ることではなく、愛する人との別れだと思う。幸いにも僕はその「人生で最もつらい別れ」は、女房が家を出て行った日に済ませている。もうあのつらい思いを経験しなくて済むし、妻にも嫌な思いをさせずに済む——と考えるだけで僕の心労は劇的に小さくなる。あとは周囲の人たちに極力迷惑が及ばないようにして、でもところどころはみなさんの善意に甘えて、穏やかに人生の幕を下ろすことを考えればいい。それなら僕にも何とかできそうだ。

八十九歳で死んだ僕の母方の祖母は、最期は認知症で寝たきりでよぼよぼだった。そんな祖母でさえ、誰の手も借りることなくちゃんと一人で死んでいった。あのおばあちゃんにできることが、僕にできないはずはない。

よく言われることだが、がんは死に向けた準備ができる点で、他の病気や事故で命を落とすよりも理想的な最期を迎えやすい。それが幸せなことなのかどうかはまだわからないが、自分がその立場に立った以上、得られるメリットは最大限に享受しなければもったいない。

お墓、資産、遺言状

治療は続けながら、並行して「終活」も進めなければならない。

二〇二三年十月、僕は弁護士を訪ねた。この弁護士とは以前から行きつけの新宿二丁目のおかまバーでの飲み友達なので、ざっくばらんに話ができる。主治医の小路医師もそうだが、人生の終盤において、優秀な医師と優秀な弁護士が知り合いにいると何かと助かる。この点において僕は本当にラッキーだと思っている。

弁護士には「いま何をすべきか」をアドバイスしてもらった。「相談」というより「雑談」として正確な病状を伝え、死後の計画や希望を語った。

すでに触れたとおり、葬儀はしない代わりに、友人や仕事仲間に集まってもらって「送る会」を開いてもらう予定だ。来場者に配る「記念誌」は、いままさにこの本の編集を担当してくれている編集者が中心になって作ってくれることになっている。人の生涯を振り返ってまとめる記念誌は、読まされる側にとっては迷惑でしかないが、死んでいく当人にとっては編集作業も楽しいものになるはずなので、いまから楽しみだ。

前述の通り、お墓は僕が所属する日本文藝家協会が富士山麓に所有する「文學者之墓」に合祀してもらう予定なので、これは近いうちに申し込んでおこうと思う。終活に関わる作業も、イベントとして考えると意外に楽しみながら進めることができるものなのだ。

そんな状況で主治医の小路医師には、次の二点をお願いしている。一つは「余命半年」と判断したら速やかに伝えてほしい、ということ。そしてもう一つは、「治療終了」から「身動きが取れなくなるまで」の間を、なるべく長めに残してほしい——という点だ。

第五章でも触れたが、僕の契約している生命保険は余命半年の診断が下ると保険金が下りるタイプなので、そのお金が下りたら少しだけ贅沢しようと思っている。

僕は別れた女房との新婚旅行で行ってから香港が大好きになって、毎年一～二回は出かけてきた。でもお金がないので、出張で貯めたマイレージを使ったり、時には格安航空会社で行くこともあった。

しかし最後くらいはフルサービスのエアラインで、ファーストクラスとは言わないまでも、せめてビジネスクラスくらいに乗りたい（片道だけでも）……と思っている。人生の最後というわりに貧乏くさい野望だが、まあ仕方ない。生まれ変わったらファーストクラスに乗りますよ。

いずれにしても、そのためには化学療法による副作用がない状態を残しておいてもらう必要があるのだ。

その旨を小路医師に伝えたところ、化学療法のセカンドラインであるカバジタキセルの効果が見られなくなった時点で「余命半年」の判断をする——という二人の間での取り決めが交わされた。実際にはそこから半年以上生きるかもしれないが、それは利子のようなものなので保険会社もうるさいことは言わないだろう。

その他弁護士からのアドバイスは次の通り。

・銀行預金の口座はなるべく一本化しておく
・保有株式は早めに現金化しておく
・自筆証書遺言は「手書き」でないと認められないので、自分で書けるうちに書いておく
・遺言状に弁護士の取り分を明記しておく（これを書き忘れると弁護士がタダ働きになる危険性がある）

弁護士からは、「とにかくまずは遺言を書かなければ何も始まらないので早く書け」と強く言われている。長らく先延ばしにしてきたが、この本の原稿を書き終えたら着手するつもりだ。

ちなみにこの手の仕事を弁護士に依頼した場合、弁護士報酬は遺産の金額によって異なるそうだが、僕の場合はその額が極めて少なく、三十万円くらいが妥当なところだというので、多少の〝色〟を付けた金額を提示したところ、二つ返事で合意を得た。

弁護士によると、書き上がった遺言は公証役場に持って行って手続きをし、「公正証書遺言」という格調高い文書にしてもらうことが望ましいとのこと。もちろんこれとてタダというわけにはいかない。その金額も遺言で取り扱われる遺産の額によって上下するとのことだが、例によって僕の遺産はきわめて少ないので、遺言証書代は八万〜十万円程度になるだろう、とのこと。

僕は弁護士に言った。

「先生の弁護士報酬を十万円ほど安くしてもらえませんか」

さっき付けたばかりの〝色〟を剝がしにかかったわけだが、弁護士は二つ返事で了承してくれた。

なかなか捨てられないもの

おひとりさまである僕は、部屋の片づけもある程度は自分で進めておかなくてはならないだろう。

十年前に離婚した時、かなりの家財道具を廃棄した。食器などは「一人分」を残して全部捨ててしまった。そのおかげでテーブルや茶箪笥なども処分できたので、部屋はずいぶん広くなった。

家財道具の中で一番の問題は「本」だ。これは商売道具なので簡単には捨てられない。とはいえ、自分が死んだら誰かがこの大量の本を捨てなければならない。本というものは持ち主にとっては一冊ごとに思い出があり、簡単には手放せないものだが、他人にとってはただの古本に過ぎないので、人に任せたほうがいいような気もするのだが……。

がんが見つかってから、手が空いたときに十冊、また十冊……と捨てるようにして、これまでに七百冊ほどの本や雑誌を廃棄した。しかしもう限界だ。これ以上は捨てられない。自分が書いた原稿が載った雑誌や、これまで何度も読み返してきた文庫本など、「厳選された本」ばかりなのだ。

僕は五十歳を過ぎた頃から、新しい本をあまり買わなくなった。それまで読んだ本の中で、面白かった本には奥付に読了日を記入し、「面白かった本コーナー」という書棚に並べておく。そして読む本がなくなったらそのコーナーから本を取り出し、奥付の日付を見て二〜三年が過ぎていたらそれを読む——ということを繰り返すようになっていた。

年齢のせいか物忘れが進むようになり、読後二〜三年も経てば本の内容も忘れているので新鮮な気持ちで読み返すことができる。しかもその本は、過去に読んで「面白かった」ことが証明されているので、また読んでも面白い。これは新しい学びこそ少ないものの、お財布にやさしい読書の楽しみ方といえる。

この画期的な読書法は僕が考案したものだと思っていたのだが、あとで知ったところでは、僕の親父も同じことをしているらしい。ケチ臭い考え方が遺伝してしまったようで情けない。

エアコンの買い替えに悩む

本の廃棄は一旦あきらめて、洋服や靴、寝具などを捨てているうちに、仕事部屋のエアコンの調子が悪くなった。このエアコンは引越してきた当初、大家さんに許可を得て自分で購入して取り付けてもらったものだ。もう二十数年使っているので調子が悪くなるのも当然なのだが、この数年の日本の酷暑に対応できる状況ではないようだ。気温が三十度以下なら問題もなく稼働するのだが、それを超えると遵法闘争に打って出る。「ガー」とか

「ブー」などとそれっぽい音を出し、「働いてますよ」という姿勢は見せるのだが、部屋はいつまでも涼しくならない。それでいて電気代はガッポリ稼いでいくのだからたまらない。

しかし、ここでエアコンの買い替えとなると、大いに逡巡する。今年の夏はいいとして、来年の夏はこちらがどうなっているか分からないのに、大きな買い物をするのはかなり勇気のいることだ。

とはいえ、三十五度超えが当たり前となった東京の夏を、音しか出さないエアコンに頼るのもつらい。ホルモン治療の副作用で人の何倍も汗をかく男が、熱中症に怯えながら原稿を書く姿は美しくない。

どうしたものかと悩んでいるところに、長崎県のほうにあるテレビでお馴染みの通販会社から「お誕生日割引」のハガキが届いた。僕は医療保険の一件以来、すべての郵便物に目を通すことにしているので、そのハガキも隅々まで読むと、こんなことが書かれていた。

「七月生まれのあなたは、他の月に生まれた人よりも一万円安くエアコンを買えますよ！」

大体において「夏生まれ」は損だ。「冬生まれ」の人は誕生日のプレゼントにセーターやマフラーやコートなど、値と嵩の張るものを貰えるが、「夏生まれ」はTシャツとか短パンで済まされがちだ。そんな不憫な誕生月を五十八回過ごしてきた僕に、五十九回目の七月、ようやく「一万円」に匹敵する幸運が舞い込んだのだ。

僕は意を決してその通販会社に電話をし、エアコンの購入を申し込んだ。

こうして僕の終活は、一進一退を繰り返すのだった。

「会いたい人に会っておく計画」もあったが……

二〇二三年九月二十一日、取材で岐阜県美濃加茂市に行った。日帰りできる取材だったが、僕は自費で名古屋に一泊し、翌日大阪に向かった。ある女性に会うためだ。

残りの人生が僅かになったいま、会いたい人にはなるべく会っておきたいと思うようになっている。大学時代の落語研究会の仲間やサラリーマン時代の同僚など結構な数の顔が頭に浮かぶのだが、優先順位を付けると女性が先になる。特に首都圏以外に住む女性には、「機会があれば」というよりも「機会を作ってでも」会いに行きたい。このあたりの思いは生殖機能を失っても変わらないようだ。

大阪にはWさんという女性が住んでいる。

彼女とは一回目の離婚から二人目の女房と出会うまでの空白の四年間の中で知り合った。

恋愛関係にはならなかったが僕は彼女に好意を寄せていたし、彼女もまんざらではなかったと思う。月に一度か二度、週末に会っては食事をし、酒を飲み、明け方までカラオケを歌ったりした。

結果として僕はそのあとに知り合う女房と一緒になり、彼女も僕などより遥かに優秀な男性と結婚したのだが、それぞれが所帯を持ってからも時々連絡を取ったり、年に一度くらいは飲みに行ったりしていた。

その後彼女はご主人の転勤で大阪に転居するのだが、それからも僕の大阪出張の際にお茶を飲んだり、彼女が東京に里帰りした時に食事をしたりという関係が続いていた。

彼女とはプラトニックな関係だったからこそ、何でも相談できる親友のような関係を続けることができたと思っている。

Wさんには詳しい病状は話していない。彼女にはＬＩＮＥやメールではなく、会って直接話しておきたい。どうせなら抗がん剤の副作用で髪の毛が抜ける前に会っておきたい。ということで、岐阜出張を利用して、名古屋と大阪の往復と宿泊費だけを自腹で払って会いに行ったのだ。

難波のレストランでランチをしながら病状を報告した。色々な治療を受けていること、

もうすぐ化学療法が始まることを伝えると、彼女は何度か
「でも治るんでしょう?」

と訊き返す。

最初は何となくはぐらかしていたのだが、それでは大阪まで来た意味がない。勇気を振り絞って
「もう治らないんだ」

と伝えると彼女は絶句し、少し目に涙が浮かび始めたのが見えた。だからそれ以上彼女の顔を見ないようにし、その先は
「すぐに死ぬわけじゃないし、また会えるよ」

と、彼女に対してというよりも、自分自身を元気付けるようなことを繰り返し話していたような気がする。

いつもは店を出たところでさよならするのに、この日彼女は駅の改札口まで見送ってくれた。

帰りの新幹線の中で考えた。

会いたい人に会って病状を告げたりお別れを言うのはこちらの自己満足なのではないか。

伝えられたほうはどうすることもできないし、逃げ場がない。
「『会いたい人に会っておく計画』はちょっとペンディングだな……」
それ以降この計画は実行に移していない。

趣味を次々と引退

僕は比較的趣味は多いほうだと思う。長く続けているものだけでも、草野球、マラソン、スキー、合唱などがある。そして、この四つとも、前立腺がんになったことを理由に引退してしまった。

草野球、マラソン、スキーなどのスポーツは、背骨の圧迫骨折の予防を考えると継続困難と判断せざるを得ない。ただ、折からの「コロナ禍」もあってスポーツもしづらい雰囲気があり、自然な形で引退することができた。

ひとたびやめてしまうと体力の低下と体重増加が著しい。体重増加はホルモン治療の副作用も絡むので、簡単には予防できない。ホルモン治療開始前は体重が七十キロ近辺、ウエストは七十三センチだったのが、ものの一年で体重は八十キロ超、ズボンのウエストは八十四センチでもちょっときつい——という有様だ。

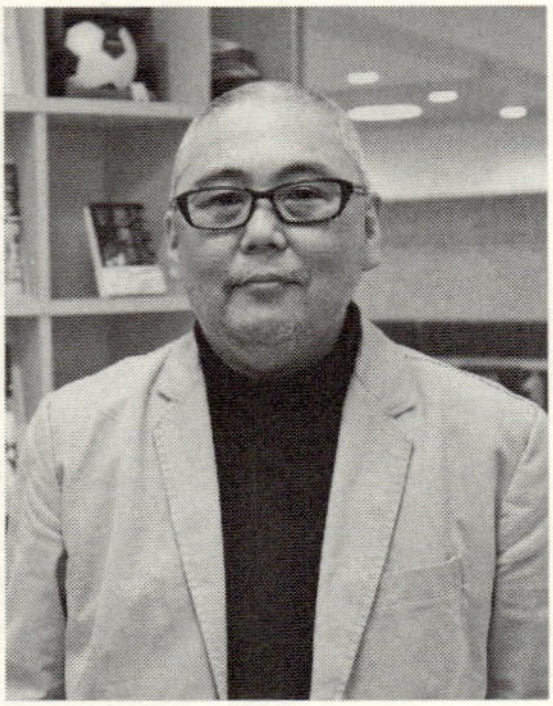
2023年撮影

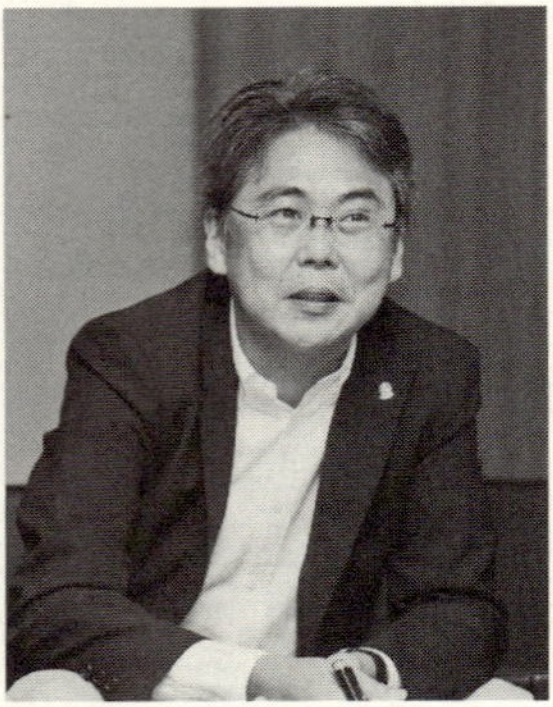
2018年撮影

肥満というものは、なってみるとつらいものだ。横断歩道の信号が変わりかけているのでほんの十数メートルを走っただけで、息切れして吐きそうになる。ものの三年前までフルマラソンを走っていた人間とは思えない衰え方だ。

体重が増えるということは見た目にも「肥満」が顕著となる。これに化学療法の副作用による「脱毛」が加わるから、外見上の老化や劣化に拍車がかかる。よく会う人でさえその変化に驚くくらいだから、数年ぶりに会う人などは間違いなく絶句する。驚かせるつもりはないのだが申し訳ない。僕が悪いのではなく、病気が悪いのだが……。

草野球については引退試合も考えていたのだが、わざわざメンバーや相手チームに集まってもらうのも申し訳ないので、同じチームのメンバーで大学の後輩でもある男にキャッチボールの相手をしてもらった。しかし、体力の低下は想像以上に深刻で、ものの五分もしないうちに疲れ果ててしまった。特に左肩甲骨へのがん転移で左腕を上げにくくなっていて、グローブをはめているから一層重くて腕が上がらない。

「もう十分だ」

と思ったので、これをもって草野球からは引退した。

最後の「第九」演奏会

最後に残った参加型の趣味は合唱だった。子どもの頃からクラシック音楽、特にオーケストラが好きだった僕は、二十代の頃に一人の指揮者に憧れた。彼の名前は十束尚宏という。

その颯爽としたバトンテクニックと丁寧な音楽づくりに魅了された僕は、憧れのマエストロと同じステージに立ちたい——という無謀な夢を持つようになる。

楽器を演奏できない僕が唯一ステージに上がれる手段と言えば、合唱しかない。日本では暮れになるとベートーヴェンの交響曲第九番ニ短調作品百二十五「合唱付き」が毎日のように演奏される。そこで僕は一九九六年から「第九」の合唱団に入って、憧れの十束氏の指揮で歌う日を待ち続けていたのだ。

その夢は十八年後に叶った。二〇一四年十二月二十日、新宿文化センターで開催された東京都交響楽団特別演奏会で、僕は憧れの十束氏の指揮で「第九」を歌うことができたのだ。

夢が叶ったのだから合唱もやめればいいのに、何となくだらだらと歌い続けていた。しかし、年齢のせいなのか、あるいは酒の飲みすぎなのか、高い声が出しづらくなっていた。合唱での僕のパートは男声で一番高い「トップテナー」だ。若い頃は難なく出せていた高い音域が、いまはかなり厳しい状況だ。数年前には合唱指導者から「今年はセカンドテナーを歌って欲しい」と言われて落ち込んだこともある。

限界を感じていた僕は、

「もう一度だけトップを歌って引退しよう」

と考え、二〇二三年十月に新宿文化センター大ホールで開催される東京フィルハーモニー交響楽団「第九」演奏会（指揮・角田鋼亮）で引退する決心をした。

盛大な「生前葬」が始まった

じつはこの演奏会、前立腺がんの治療にも少なからぬ影響を与えた。

主治医の小路医師は、早いうちからの化学療法開始を推奨していたのだ。PSAの上昇を見る限り、少なくとも夏頃には抗がん剤治療を始めたい——という意向を示していた。

しかし僕は「十月末の演奏会が終るまで待ってほしい」と懇願した。

治療をすることで完治する可能性があるなら僕も演奏会出演はあきらめる。しかし、僕に行われる化学療法はあくまで延命が目的だ。ならば僕は、動けるうちはやりたいことを優先したい。この演奏会は、僕の数ある「やりたいこと」の中でもかなり上位にある重要イベントなのだ。

そのことを小路医師に説明し、たとえそうすることで生存期間が短くなっても構わない——と訴えて、経口の抗がん剤（ユーエフティやエストラサイト）でお茶を濁して、本格的な化学療法の開始時期を待ってもらうことになったのだ。ただのアマチュアの合唱団員が一回の本番に生存期間云々を持ち出すあたり、かなりどうかしているのだが、小路医師はそんなことにも真剣に耳を傾けてくれる。

演奏会本番は十月二十九日。その三日後には入院して化学療法を始めることを約束して、演奏会の出演に漕ぎつけることができた。

そもそも日本では「第九」演奏会は十二月に行われるものだが、この年に限って新宿文化センターでは十月の開催となった。これは同ホールが翌十一月から大規模改修に入るためのこと。もし例年通り十二月の開催であれば、僕は演奏会には出られなかっただろう。こんな偶然はちょっとない。

演奏会当日、客席には〝僕のお客さん〟だけで三十人が来てくれた。この日の来場者約千六百人の中の三十人である。おそらく合唱団員の中で最も多くのお客さんを呼んだのは僕だと思う。

最近は「生前葬」を行う人が増えていると聞く。詳しいことは知らないが、葬式ほど暗くなく、結婚式ほど賑やかでもなく、友人知人や親類縁者が集まって、人生の最終盤にいる〝主役〟をチヤホヤするパーティー、といったところを想像している。

僕は今回の演奏会を、自分の生前葬と位置付けていた。もちろんそんなことを主催者に言えば「縁起でもない」と叱られるので黙っていたし、来てくれる〝僕のお客さん〟たちにも言わなかった。勝手に自分の頭の中で「この演奏会は生前葬」と考えていただけのことだ。

僕のために来てくれた三十人の内訳は、仕事仲間十人、友人八人、親類七人、医療関係者四人、そして高校時代の恩師一人だ。ちなみに「医療関係者四人」の中には小路医師も含まれる。治療だけでなくこんなことにまで付き合ってくれる小路医師の優しさに、舞台の上で僕の心は震えた。

それにしても、この三十人はベートーヴェンを聴きに来ただけなのに、知らないうちに僕の生前葬に付き合わされていたのだ。どこに災難が転がっているかわかったものじゃない。

演奏会は成功裏に終わった。僕もトップテナーとして歌い切ることができた。これまで経験した本番の中でもかなり満足の行くものとなった。

演奏が終わってカーテンコールが続く中、ひな壇の上で

「もうステージに立つことはないんだな……」

と考えていた。

といっても「悲しい」とか「寂しい」といったネガティブな感情はない。

「二十七年間、なかなかいい趣味だったな。ベートーヴェンに感謝だな」

と思っていた。

思えば趣味を「今日でおしまい！」と明確に区切りをつけて終わらせることって少ない

ように思う。仕事なら退職日を区切りにできるが、趣味の場合、多くは何となくやらない日が続くうちに「もういいか……」となっていくような気がする。その点僕は、スキーも草野球もマラソンも合唱も、明確な区切りをもって引退することができた。

趣味を大切にする者にとって、これはとても幸せなことだが、がん、中でも進行が遅い前立腺がんはそれが可能な病気なのだ。もちろん僕の思いを理解し、サポートしてくれた小路医師の存在があればこそなのだが、命を奪う病気の中で、前立腺がんは比較的「人生に一区切りをつけること」がしやすい病気だと思う。患者の気の持ち方次第で、たとえステージ４でもやりたいことはできるのだから、それはやったほうがいい。

第九章　おひとりさまの死に場所選び

抗がん剤が効かなくなったら……

二〇二四年七月現在、僕は三週間に一度の腎泌尿器科での治療とは別に、背骨などの転移の状況を確認するため、二～三カ月に一度、東海大学病院の整形外科外来を、また放射線治療の必要性を見る目的で同院放射線治療科外来を、さらに前立腺全摘術の合併症として発症した左足のリンパ浮腫の治療のために、半年に一度程度の間隔で同院形成外科を受診している。

二〇二三年十一月から始めた化学療法のファーストライン「ドセタキセル」は、五回投与したところで「効果なし」と判定され、二〇二四年四月からセカンドラインの「カバジタキセル」に変更。カバジタキセル投与直前で五十二・五一だったPSAは、七回目の投与が済んだ七月の時点で六・七四まで下がっており、とりあえず「ひと安心」といったところだ。

とはいえ、いずれカバジタキセルも効かなくなる。そうなるともう残された治療はない。痛みに対する「緩和治療」としての放射線治療や投薬治療は行われるが、前立腺がんを対象とした治療は基本的に終了となる。

いよいよゴールが近付いてくるわけだが、いまのところ強い痛みもなければ苦しみもない。左肩甲骨へのがん転移に由来する左腕の動きの鈍化と鈍痛はあるが、日常生活はまあどうにかできている。

そんな僕が今後どのようにして衰弱し、仕事や日常生活ができなくなっていくのかは、読者諸賢同様、当人としてもかなり興味があるところだ。

そこで以前から取材で付き合いのある、東京都大田区の「鈴木内科医院」院長、鈴木央医師に取材を敢行した。鈴木医師は訪問診療、在宅緩和ケアの領域で豊富な実績と高い知名度を持つ内科医である。

緩和ケアとは、身体と精神に起きるあらゆる苦痛を取り除くことを目的とした医療のこと。身体と精神の双方に苦痛が生じやすいがんの終末期において、緩和ケアの重要性は高まる。身体的な痛みに関してはオピオイド（モルヒネやフェンタニルなどの医療用麻薬）を中心に様々な薬剤を用いて除痛をはかり、精神的なつらさには患者の置かれた精神状態に合わせたコミュニケーションスキルで対応する。

最近でこそ在宅での緩和ケアを行う医師は増えたが、外来機能を持ち、一般内科の診療をしながら在宅緩和ケアにも対応する医師はまだ少ない。その意味で鈴木医師はきわめて貴重な存在といえる。以前から「もしいつか自分ががんになったら個人的に相談しよう」

と思っていたのだが、意外にあっさりとその時が訪れたわけだ。

身体機能が急速に低下する「下り坂」

まずは、今後予想される僕の体の変化について訊いた。

「これは一般的な流れですが……」

と前置きしたうえで、鈴木医師は次頁の図を描いてくれた。

タテ軸が身体機能、横軸が時間。Aは抗がん剤が効いている状況で、僕はいまここにいる。抗がん剤が効かなくなるとBに移行するが、この段階では身体状況に大きな変化が生じることはあまりなく、それまでとほぼ同様の生活を送ることができるという。

しかし、ある日をきっかけに急坂を駆け降りるように身体状況が低下し始める。これがCだ。このCに移行すると、再び元気になることはない。老衰の場合はこのCの傾斜がなだらかで、何年もかけて徐々に弱っていくのだが、がんにおけるCはきわめて短期間で急降下し、多くの場合二〜三カ月で死を迎えるとのこと。

Cに移行したことを、患者はどのようにして知るのだろう。

「体が思うように動かなくなります。外出するととても疲れるので、出かけるのが億劫に

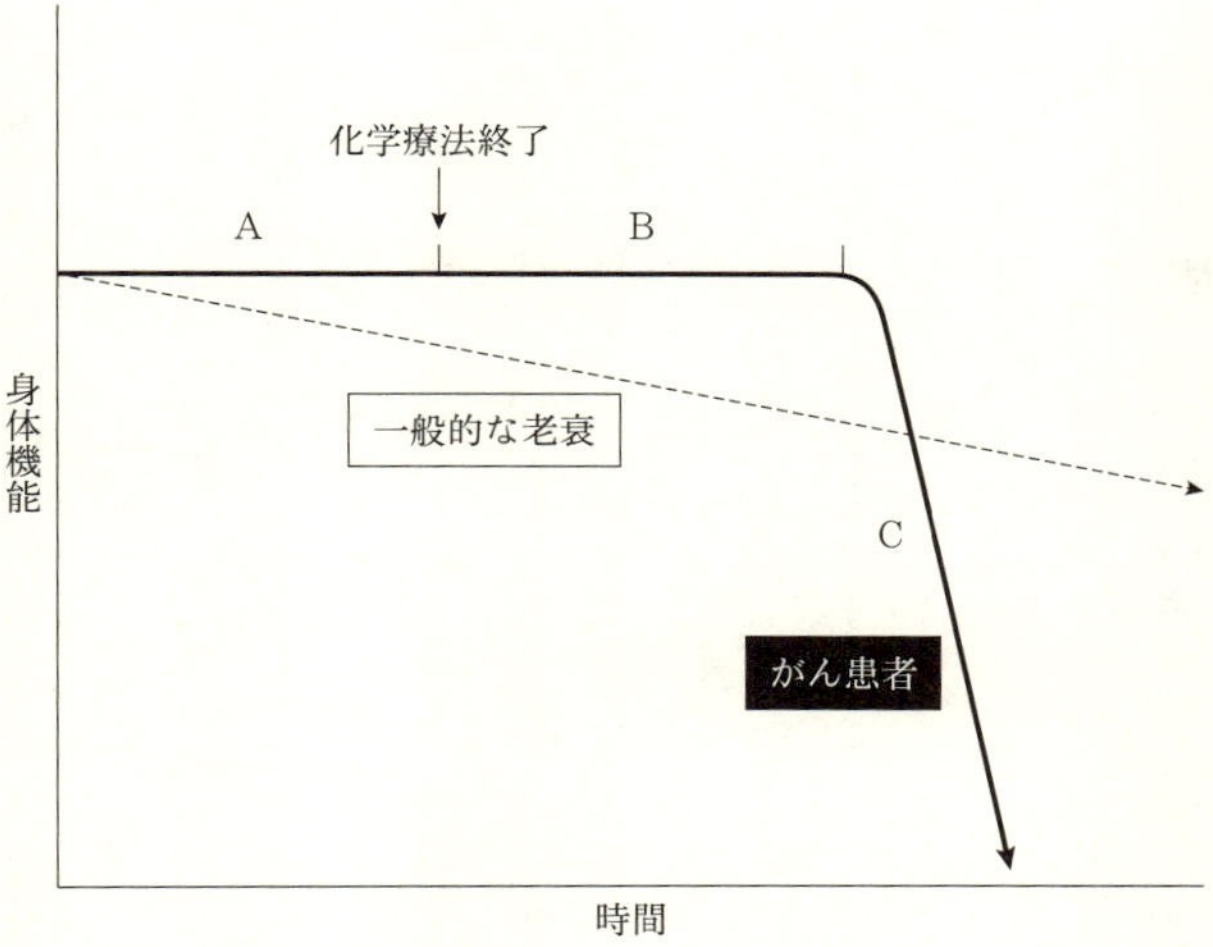

なる。それでも最初のうちは家の中での移動はできるので、トイレや入浴は可能。でも食欲が無くなり、そのうち家の中でのこともできなくなるので、外出時の疲労で状況を悟る必要がある。この段階に至ると通院治療はあきらめ、入院か在宅医療に進むことになります」

僕としては「Cの急坂」に差し掛かってもなお仕事を続ける気はない。それどころか、自由に動けなくなったら苦痛を取る以外のすべての延命治療は中止し、一刻も早く旅立ちたいと願っている。Cの状況で二〜三カ月も耐えるのは嫌だ。一日か半日で済ませて、現世からすたこら逃げ出したいと願っているのだが……。

一方、Bの期間は個人差が大きい。数カ月のこともあれば一～二年程度維持できる人もいる。この期間を利用して、家族や友人と思い出作りの旅行などに出かける人も多い。鈴木医師は、ある甲状腺がんの女性患者について話してくれた。

「その方は目やお腹にも転移していますが、それでも二年半にわたって当院の外来に通ってきています。痛みもそれほど強くなく、腹水も利尿剤と漢方薬でコントロールできている。オピオイドは使っていません。普通に主婦業ができていて、好きなアーティストのコンサートにも出かけています。緩和ケア病棟にも登録しているので、三カ月に一度は緩和ケア病棟の医師から私宛てに状況確認が来ています」

緩和ケア病棟とは、病院に入院して緩和ケア医療を受ける病棟のこと。がんの終末期が近付くと、人生の最期を自宅で過ごすか、病院で過ごすかの選択に迫られる。誰もが住み慣れた自宅での最期を希望するところだが、同居する家族の事情や、僕のような独居者の場合、そうもいかないケースも出てくる。中には「医療設備の整った病院で」と、あえて病院での看取りを希望する人も一定数いる。

とはいえ、現状の日本では緩和ケア病棟の数に限りがあり、希望してすぐに入院できるケースは少ない。事前に病棟への入棟審査を受けて、病院側の受け入れ態勢が整ってからの入院となるが、実際には緩和ケア病棟の空きが出る前に亡くなってしまう人も少なくないのだ。

鈴木医師の話に出てきた女性患者は、病院側は受け入れ態勢ができているが、当人の体調が安定しているので入院が先送りになっている——という「喜ばしい状態」といえよう。

坂道に入るまでの準備が重要

鈴木医師は、「Bの時間」をどのように過ごすかが、終末期のがん患者にとって非常に重要だと強調した。

「標準治療が終了しても（抗がん剤が効果を失っても）なお、抗がん剤治療の続行を求めたり、いわゆる代替療法や民間療法に依存して、貴重なBの時間を使ってしまう人がいる。それによって家族との思い出作りや人生最後のイベントができなくなることがあるのです。Bに入ったら、身の回りの片づけや思い出作りなどの終活を始めてほしい。〝Cの坂道〟に差し掛かってからでは間に合わないことが多いです」

もちろん、おひとりさまもこの〝坂道〟に入るまで、あらゆる準備を事前に済ませておく必要がある。それが間に合わないと、親族や行政、賃貸住宅に住んでいる場合は家主に迷惑をかけることになる。

お金や財産のあと始末もさることながら、おひとりさまの場合、住まいの片付けもしておく必要がある。とはいえ、あとどれくらい生きるか分からない段階で、家財道具をどこまで処分していいのか、悩ましいところだ。

本をせっせと処分していることはすでに書いたが、洋服はどうしたものだろう。もう一冬は越しそうだし、もしかしたら来年の夏を迎えられるかもしれない。そうなると捨てられる洋服はわずかだ。

比較的新しいスキーウエアは、中古の板とブーツと抱き合わせで友人に押し付けることになっているが、マラソン関係の中古ウエアやシューズはさすがに譲渡するわけにもいかないので、思い出は詰まっているが廃棄する。

草野球関係のユニフォームや道具も基本的には捨てるつもりだが、三十年使ってきたグローブだけはどうしても捨てられないので、死後に誰かに処分してもらおう。

「大切なものを無理して捨てる必要はありません。私なども初めて訪問する患者さんのご自宅では、書棚に並ぶ本を見て、その人の人生や考え方を知ることもある。大切にしているものほど、その人の人生を反映しているものなんです」

そう語る鈴木医師はある患者のエピソードを話してくれた。

「部屋中にライカのカメラを飾っている人がいたんです。その方が『売ったほうがいいかな』というから、『これはとても素敵だから飾って眺めているほうがいいのでは？』と答えたんです。そろそろ看取りの時期が近付いてきたとき、『新しいカメラを買いたい』と相談された。私は『あなたがいま見たいものを私も見たいので、買ったほうがいい』と勧めたんです。その方はカメラを購入して数日後に亡くなられましたが、後悔はなかったと思います」

必ずしもすべてを捨てて仙人のようになって旅立つ必要はない――と鈴木医師はいう。

「『早じまいをし過ぎてしまうと気持ち的にうつ傾向になりやすい』という医師もいる。少しくらいの家財道具が残ったとしても、最終的には業者が片付けてくれる。ごみ屋敷にならない程度なら心配ありません」

断捨離も、ほどほどに……。

頼れる「かかりつけ医」を見つける

緩和ケア医を探すのは、どの段階がよいのだろうか。

「これも同じく、Bに移行した段階で、病院の緩和ケア病棟に入るのか、あるいは在宅での看取りを希望するのかを自宅近くのかかりつけ医と相談することをお勧めします。在宅を希望するならそのエリアを診療圏とする在宅緩和ケア医や訪問看護師などを紹介してもらえます。これも地域間格差があって、過疎地や人口の少ない地域だとすぐには見つからないこともありますが、都市部であればそれほど難しくありません。

ただ、在宅での看取りを希望していても、病状や様々な理由からそれが叶わないこともあるので、念のため病院の緩和ケア病棟の入棟審査を受けておく必要はあるでしょう。これは大学病院に限定せず、比較的入院しやすい中規模病院なども視野に入れて選ぶことをお勧めします」

これまでにも触れてきたが、僕には自宅近くのクリニックに色々と面倒を見てもらっているかかりつけ医がいる。最初に前立腺がんを疑い、定期的にPSAを測ってくれて、いよいよ危ないと感じたときに速やかに東海大学の小路医師に紹介状を書いてくれた若い内科医だ。僕はこの医師を本当の良医だと思っているし、尊敬している。

鈴木医師は、このかかりつけ医を頼れば問題なく事は運ぶはず——という。

「化学療法が終わってもかかりつけ医のクリニックには通い続けるので、そこで体調の変化（Cの始まり）を察したら、入院するか在宅に切り替えるかを打診してくるはず。だから、孤立して孤独死に至るようなことはありません。逆にかかりつけ医がいないと、その患者さんの情報がどこにも伝わらないので危険です。かかりつけ医は緩和ケアが専門でなくても、必要に応じて専門医を手配してくれるので、安心してかかってください」

たしかに僕にとってこのかかりつけ医の存在は、大きな安心感になっている。いまだに大病院志向が強い日本人だが、日頃の健康管理だけでなく、人生の最期を看取ってもらう上でも、地域のかかりつけ医の存在は重要だ。〝Cの急坂〟に差し掛かってから探したのでは間に合わない。元気なうちに、頼れるかかりつけ医を見つけて、信頼関係を築いておくことが重要なのだ。

病院も在宅も「看取り」まで保険診療

費用などについても質問した。

「平均的な医療費で見ると、月あたり二十～三十万円。これに訪問看護やヘルパー費用が十万円程度かかってきます。でもこれはかかった医療費の総額なので、一割負担ならその十パーセント、三割負担なら三十パーセントが自己負担額となる。医療費だけでなく訪問看護やヘルパー代も健康保険の適用になるし、高額療養費の対象にもなります」

鈴木医師によると、入院と在宅とでかかる費用に大差はないが、病院の緩和ケア病棟から在宅に切り替えたら費用がかなり減った——という患者がいたという。

「薬は飲み薬だけならそれほど高額ではないが、病院で高カロリー輸液などを使うと結構コストがかかってくる。一〜二カ月の予後が見込めるなら使ってもいいが、二〜三週間ではあまり意味がない。慣れた緩和ケア医なら〝時期〟が迫ってくるにしたがって点滴は減らしていきます」

在宅の場合は、死が近付くと医療スタッフの訪問回数が増えるという。

「医師と看護師がほぼ毎日訪問する以外に、ヘルパーさんが毎日複数回伺います。一日に七回くらい医療スタッフが出入りすることになり、そのうちの誰かがいる時に息を引き取ることができればいいが、そうでないと独居者の場合、一人での旅立ちになる。その覚悟があれば、おひとりさまの在宅緩和ケアも十分アリです。私の患者さんで独り暮らしの方が在宅を選ぶ確率は五割、つまり半分はご自宅で亡くなっています」

そもそも、僕はまだ死に場所を決めていない。このまま何もしなければ東海大学病院の緩和ケア病棟に入れてもらうのが自然な流れだが、約四半世紀にわたって暮らした四谷三丁目を離れるのも忍びない。特に僕は自宅のベランダからの眺めが大好きなので、できることならここで死にたい。
しかし、そのためには親戚や友人に頻繁に来てもらうなど、相応の迷惑をかけることになる。友人の看護師は
「お金さえ払ってもらえるならお世話しますよ¥」
と言ってくれるのだが、友人におむつ交換をしてもらうのはかなり恥ずかしい。悩ましいところだ。

痛み対策の選択肢が増えた

将来的に緩和ケアを受けるにあたって、僕には一つ心配なことがある。

前立腺全摘術を受けた直後、手術創の痛み止めとしてフェンタニルという医療用麻薬が使われたのだが、僕はこの薬を入れるとすぐに吐き気に襲われた。今後本格的ながん性疼痛が出たときに、果たして我慢できるものなのだろうか。

「オピオイド（医療用麻薬）は嘔吐中枢に作用するので、吐き気を誘発される人は一定数います。その場合は薬を変更することで解決できることが多い。ただ、長田さんが苦しん

だフェンタニルは、オピオイドの中では吐き気が出にくいタイプとされています。それで吐き気が出たとなると、ちょっと心配ですね。でも、たとえ吐き気が出ても、それを抑える中枢性の制吐薬（吐き気止め）があるので、吐き気はどうにか抑えられるでしょう」

それでも問題が残る。

「オピオイドの副作用止めを増量していくと、どうしても眠気が出てくるのです。ぐっすり眠るというよりは、常時うとうとしているような感じの眠気です。眠っていてもだるさを感じることが多く、少なくとも〝快適な眠り〟ではなさそうです。そうなると、吐き気と眠気のバランスを取りながら薬を使うようになるわけですが、長田さんのように文章を書く仕事だと支障が出るかもしれません」

ちなみに、がん性疼痛対策の薬は、最初は非ステロイド系消炎鎮痛薬（ＮＳＡＩＤｓ＝ロキソニンやボルタレンなど）から始めることが多いが、痛みが強い時はこれにオピオイドを加えてスタートすることもある。飲み薬以外にも貼り薬や塗り薬などバリエーションも増えており、副作用に苦しむケースはだいぶ減ってきていると鈴木医師はいう。

「フェンタニルにも色々なタイプが出てきているので、注射や点滴だと吐き気が出る人でも、貼り薬で徐々に浸透させていくタイプなら大丈夫——という人もいます」

少し安心した。

緩和ケアを始めるタイミングは患者によって異なるが、「痛みが出たら速やかに始める」というのがセオリーだ。

昔は「モルヒネを使うと廃人になる」という思い込みが浸透していて、どんなに痛くても医療用麻薬の使用を拒否する患者も少なくなかった。そのため「終末期のがんは痛みに苦しむ」という印象を持たれがちだったが、この十~二十年でそうした誤解は薄れてきた。がん性疼痛に対する医療用麻薬の使用は、適量を守る限り依存などの心配はない。

小路医師も言う。

「痛みを我慢した人と、緩和ケアによって確実に除痛した人とでは、後者のほうが生存期間が長くなるという報告もあります」

現代のがん治療において、「痛みを我慢する」ということはあってはならないのだ。

スピリチュアルペインと信仰

緩和ケアは身体的な苦痛のみならず、精神的な苦痛にも対応する。

緩和ケアの領域で使われる用語に「スピリチュアルペイン」と呼ばれるものがある。哲学的疼痛や実存的疼痛と訳されるが、体が思うように動かせず、近い将来死んでいく自分を見つめ、その存在意義を考えた末に、絶望し、苦しむ——という精神状況を指す言葉だ。患者はこのとき、いわゆる「抑うつ状態」に陥っているので、カウンセリングと抗うつ薬などを利用した心療内科的な治療が行われる。

僕はいまのところ、メンタル面においては不調を感じていない。それでも今後はスピリチュアルペインに悩まされるリスクがあるという。

「薬が効いているときと効かなくなったときとでは精神状態も異なります。スピリチュアルペインの背景には経済的な不安なども絡んでくるので、そのときになってみないと分からない、というのが実情です」

と鈴木医師。一応覚悟はしておいたほうがよさそうだ。

鈴木医師によると、経験豊富な緩和ケア医であれば、百パーセントは無理としても、スピリチュアルペインの多くの部分はコントロールできるという。

「なぜ自分がこんな目に遭うのか——という悩みは、医療よりも宗教に近い問題。しかし日本人は宗教的バックグラウンドが希薄なので対応が難しい。ならば信仰を持つ人は悩まないのかといえばそんなこともなく、信仰を持っているからこそ深く悩んでしまう人もいる。近年は臨床の場で患者の悩みを聞く〝臨床宗教師〟という宗教者の育成も始まっています」

それを聞いて、いまから十三年前に季刊誌「文藝春秋SPECIAL」で、「がんと向き合う宗教病院」というルポを書いたことを思い出した。国内にあるキリスト教や仏教、神道系などの宗教団体が運営する医療機関で、どんながん治療が行われているのかを取材したのだ。もちろんそこで行われる治療は診療ガイドラインに準じたもので、一般的な病院と変わるところはない。しかし、それとは別にその宗派や教団の「祈り」や「礼拝」などがあり、患者の自由意思でそれを希望できる——という特徴があった（どの教団も宗教行為や行事への参加を強制することはなかった）。

奈良県天理市にある天理よろづ相談所病院「憩の家」は、その名からわかる通り天理教が母体の高機能病院だが、ここでも患者が希望すれば、教団講師が「おさづけ」と呼ばれる同教の祈りを行ってくれる。もちろん無料だ。

取材当時、同院の入院患者に占める天理教信者の割合は一割台だったのに対して、手術前日に「おさづけ」を希望する患者は八割近くに達していた。つまり〝非信者〟の多くが、その時だけ信仰を求めていたのだ。「困った時の神頼み」は本当だった。その話を聞いたとき僕は、「お祈りも悪いものじゃないな」と思った。本来宗教とはこういうもの（困った時に相手をしてくれる存在）であるべきではないかとも思った。カネも名誉も通用しない、「困った時」の最たるものである死と対峙したとき、人が頼れるのは自分自身と信仰しかない。しかし自分自身は死と同時に消滅する。そうなると、普段信仰を持たない人も、ちょっと神仏に興味を持つのだろう。

じつは僕も、化学療法を始めてから何度か聖書を読んでみた。プロテスタント系の高校に通っていたので多少は馴染みがあるとはいえ、卒業して四十年、一度も開いていなかった聖書だ。

結局のところ「相変わらず読みづらい文章だ」という理由で読むのをやめてしまった。キリスト教当局は信徒候補を一人逃がしてしまったわけだが、こんな僕でもがんの末期になると信仰の世界を覗いてみたくなるものなのだな――と驚いた。

十三年前の特集で取材した仏教系ホスピスの看護部長が、こんなことを言っていた。

「緩和ケアでは命は救えないけれど、心は救えるかもしれない」

その時は特に何も思わなかったが、いまの僕はその言葉の意味がちょっとわかるような気もする。おそらく僕はこの人生で信仰を持つことはないと思うが、それでもどこかに

「心を救ってもらいたい」という気持ちは、あるんだろうな……。

苦しまない最期のために

「人生の最期を苦しまずに死を迎えたい」

これは全人類共通の希望だろう。

〝毒親〟を母に持つ僕の人生は子どもの頃から苦労の連続だった。子どもの頃は母親の借金取りに追われて夜逃げをし、逃げた先で若い男を作った母親に連れられてまた夜逃げをし、そのたびに転校を余儀なくされた。

大人になって母親の元を離れても母親による被害は続いた。借金取りから勤務先に督促電話がかかってくるようになって、編集会議を抜け出して「身に覚えのない借金」を返しに行ったこともある。一時期、僕の携帯は母親が借りまくったあちこちの消費者金融からの督促電話で鳴りやまなくなった。その結果、母親は自己破産をすることになったのだが、「その費用が払えない」と泣きつかれた。

当時僕はフリーランスになったばかりで、初めて書いた本の印税が振り込まれたところだったのだが、その印税で母親の自己破産手続きを請け負う司法書士の費用を払わなければばならなくなった。母親を助けるためではなく、鳴りやまない督促電話を終わらせるために。

一方、僕自身も結婚を二度失敗した。特に二度目の結婚はそれまでの不幸を払拭するほど楽しい生活だっただけに、離婚後は落ち込んだ。僕の人生はどう見ても、不幸と幸福を秤にかけたら不幸に傾く。せめて人生最後の瞬間くらいはラクに終わらせてほしい。

この切実な思いを鈴木医師に伝えると、こんな答えが返ってきた。

「痛みについては概ねコントロールが可能です。ただ、どうしても痛みが取り切れないときは〝鎮静〟といって眠った状態で過ごしてもらう方法もあります。意識レベルが下がってくると薬の影響で幻覚や妄想の支配下に陥る〝せん妄〟という症状を発することもあり、これにも鎮静は有効です。睡眠薬を皮下注射で持続的に投与するのですが、これを臨終間際で行うと眠ったまま死に移行するので、最期のお別れができなくなる、という問題が残りますが……」

僕はそれで構わない。テレビドラマじゃないんだし、今際の際で何かを言い残すことなどない。言いたいことがあれば事前に言うなり書いておくので問題ない。このことは明確に医師に伝えておこうと思う。

時代の変化と終末期医療

この二十年の終末期医療の進化は目を見張るものがある。

そもそも昔は「治療ができる段階」までが医療の担当で、その先の死までの医療は「おまけ」のような存在だった。だから患者も「がん」と診断された時点で棺桶に片足を突っ込んだ気分にならざるを得なかったのだ。

しかし、いまは違う。

がんも早期で見つけられれば治療でがんを切除、無力化することができ、その先の長寿も夢ではない。以前九十歳を過ぎても現役で活躍している各界の女性三人にインタビューしたことがあるが、この三人が揃って、若い頃にがんを経験していたのだ。早期で見つけることができたからこそ、この三人の長寿が実現したわけで、現代の長寿のベースには医学の進歩が確実に存在することを証明している。

手術で切除したがんが不幸にも再発したり、僕のように転移した場合でも、抗がん剤が効果を示すようになってきた。抗がん剤を使えばノーダメージというわけにはいかないが、それでも長く生きている人は少なくない。

またがん性疼痛にも様々な鎮痛薬やオピオイド、さらにはそれらの薬に対しての副作用止めも数多く開発され、そうした情報を患者自身が持つようになってきた。

取材の最後、鈴木医師はこう語った。

「いまはたとえステージ4になっても、長田さんのように仕事をして、趣味も楽しんで、普通に暮らせるようになりました。その変化は大きいと思う。がんと共存しながら人生を送れる時代なんです」

残りの人生でやっておきたいこと

がんの転移が分かった時、僕は「還暦の誕生日まで生きる」ことを目標に立て、その目標まであと十カ月のところまで来た。実際にあと十カ月生きられるのかは分からないが、生きるつもりで「やっておきたいこと」を考えてみた。

●この本の出版記念パーティー

もしかしたら、この本が僕にとって最後の本になるかもしれないので、お祝いの会くらいやっておきたい。といっても仲のいい編集者に集まってもらって、内輪で楽しめれば十分だ。

●香港旅行

大好きな香港には、一泊でも日帰りでも構わないので、行くチャンスがあれば何度でも行っておこう。

●自分の入るお墓参り

僕が合祀してもらう「文學者之墓」を見ておきたい。富士山のふもとにあるので、天気のいい日にお参りしたい。

●草野球やマラソンチームの合宿

大好きな仲間たちともう一度「合宿」をしたい。競技参加は無理でも、みんなで旅行に行きたいのだ。マラソンチームとは秋に日光合宿が決まっているので、草野球チームの合宿もできるといいのだが……。

●オーケストラを聴きに行く

これも何回行けるか分からないが、時間とお金と体が許す限り行きたい。

●落語を聴きに行く

友人の噺家・隅田川馬石師匠に、何年も前から「百年目」という春の噺をリクエストしているのだがなかなか演ってくれない。来年の春こそ、念願の「百年目」を高座にかけてもらい、聴きに行きたい。

●記念誌の編纂

「長田昭二さんを送る会」で配る記念誌の編纂作業。編集長と副編集長は任命済みだが、僕も編集委員に名を連ねているので、何本かは原稿も書くつもりだ。

こうした「やりたいこと」を眺めていると楽しくなる。その気になれば、結構ギリギリまで楽しく過ごせそうな気もしている。

人生は最後まで目標が大切なのですよ。

おわりに　最期の瞬間まで自分で決める

友人の存在が重要になる

二〇二三年に内閣府が行った調査によると、「親しくしている友人・仲間がたくさんいる」と答えた六十五歳以上の高齢者は七・八%と、前回調査の二〇一八年度の二十四・七%から大幅に減少していることが分かった。「人と話をする頻度」に関しては、「毎日話す」という回答が九十・二%から七十二・五%に落ち、一人暮らしの人ほど会話の頻度が少ないことが浮き彫りになっている。

じつに憂慮すべき事態だ。

僕ががんになり、またがんが転移してからというもの、周囲の友人たちが僕のメンタルについて心配してくれる。そしてありがたいことに、僕の精神状態はいまのところ、こんな本が書けるほど良好だ。みんなが心配する「うつ状態」にはなっていない。

もちろん「あと何カ月生きられるのだろう（最近は「年単位」ではなく「月単位」で考えるようになってきた）」とか、「今後なるべく苦痛なく過ごせるだろうか」などの不安はつねに付きまとうが、それで塞ぎ込むことはない。

僕がこうして暢気に過ごせるのは、友人が多いからだと思っている。

友人たちは機会を見つけては、かわりばんこに「飲もう」「会おう」と誘ってくれる。「酒が飲めなくなった」といえば「何か食いに行こう」と言い、「食欲がない」といえば「無理して食べなくていい」と合わせてくれる。それでも会ってみれば元気が出るので、少しは食欲も湧くし、時々アルコールも飲めたりする。友人の効力は絶大だ。

そんな大切な友人たちと近い将来お別れするのはつらいところだが、せめてこちらが動けるうちは、無理のない範囲でお世話になろうと思っている。

いまは元気な読者の皆さんに強くお勧めしたいのは、将来がんになった時のために「いい友人」を一人でも多くつくっておいてほしい――ということだ。

もちろん家族は親身になって心配してくれるが、家族に心配をかけることは患者にとってのストレスにもなる。そんな時に、気の置けない友人の存在はきわめて貴重なものとなるはずだ。

自分でできることは自分でする

おひとりさまの末期がん患者である僕は、身の回りのことを自分でしなければならない。これは一見面倒に見えるが、じつはありがたいことだと思っている。家族がいて、周囲に甘えられる環境だと、自分ですることが減って時間が余るので、その時間を利用してメソメソするようになるだろう。周囲もそんな患者に同情してメソメソするので、患者の周辺はメソメソで充満することになる。

おひとりさまは、最期の瞬間まで自分で決断していかなければならないので、忙しくてメソメソしている余裕がない。落ち込んでいるヒマはないのだ。

また、周囲に甘えていると死が恐くなる。死を受け入れるためにも、自分でできることは自分でやって、どうしてもできないことだけを周囲に手伝ってもらうようにすべきだろう。

手伝ってもらうにしても、「やってもらって当然」という態度ではなく、「面倒をかけるね」くらいの謙虚な姿勢を保つべきだ。「患者だから」と無駄に威張ったり、自分の権利を主張したり、相手を下に見たりすると、人生の最期がみじめになる。

僕の編集者時代の恩人で評論家の櫻井秀勲氏は、人生最期の言葉として「では、お先に」というセリフを用意している。なかなかカッコイイ。

僕は櫻井先生ほど偉くないので、最期は感謝の言葉で終わりたい。

僕が今際の際で「ありがとう」と感謝の言葉を口にしたら、たとえまだ死なそうでも「ご臨終です」と宣言して、いろんなチューブは外してもらって結構です。

「余命半年」の宣告を受けて

この本の原稿を書き終えたのが二〇二四年八月末。翌月の九月十八日、化学療法の際に受けた血液検査で、PSAの値が十一・〇六と出た。前々回の検査では六・七四だったので、ほぼ倍増である（前回は同月内二度目の検査だったのでPSAは調べていない）。そして、三週間後の十月九日に受けた血液検査の結果、PSAは十一・九八と、さらに微増していた。

化学療法のセカンドラインであるカバジタキセルの投与を始めてから、予想を超える効果が出ていたので、僕も主治医の小路医師も喜んでいたのだが、抗がん剤はいつか必ず効果が薄れてくる。ついにその時が来たようだ。

小路医師とは、カバジタキセルの効果が見られなくなり、PSAが上昇に転じたら、「余命半年」の宣告をしてもらう約束をしていた。なのでこの日、僕は予定通り、余命宣告を受けることになった。

余命宣告を受けた時も、診察室を出た後も、特に感慨はなかった。最初に考えたのは、すでに書き終えていたこの本のあとがき、つまり、このページの原稿を書き変えなければならない——ということだった。

病院併設のスターバックスコーヒーから担当編集者に余命宣告を受けたことをメールで知らせ、あとは予定通り化学療法を受け（当面はがんの進行にブレーキをかける目的で化学療法は続ける）、副作用の貧血症状がひどかったので二百ccの輸血を受けて帰宅した。夕食も普通に食べたし、夜も眠剤は飲んだが普通に眠れた。がんの転移を告知された日と似ている。天気が良かったことも似ている。

翌日以降も精神状況に特に変化はない。体調は輸血のおかげでだいぶラクになった。この本のゲラのチェックの他にいくつかの〆切が重なっていたこともあり、仕事に追われる日々を過ごしている。

これからは仕事以上に終活が忙しくなるだろう。でも、おひとりさまの末期がん患者にとって、忙しいことは悪いことではない。このまま忙しい毎日を過ごして、気がついたら死んでいた——という終わり方ができたらいいな、と思う。

何となく「そうなるんじゃないかな」とも思っている。

実際にどうなるか、ちょっと楽しみだ。

この面倒な患者に徹底的に寄り添ってくれる主治医の小路直医師（東海大学医学部腎泌尿器科学領域主任教授）、がん発見の糸口を見つけ、その後もかかりつけ医としてフォローしてくれている鹿井干城医師（田中内科医院院長）、そして緩和ケアに関する取材で協力を仰いだ鈴木央医師（鈴木内科医院院長）に、心からの御礼を申し上げます。

また本書の元となる「文藝春秋電子版」での連載執筆を勧めてくれた「文藝春秋」鈴木康介編集長と担当編集者の三阪直弘統括次長、さらに「文春オンライン」の池澤龍太編集長、「文藝春秋・週刊文春電子版」の村井弦統括編集長らの強い支援と深い友情に、どれだけ助けられているか分からない。

そしてこの本の出版を許可してくれた「文春新書」編集部の西本幸恒部長と後藤祐実さんには最大限の感謝の言葉を伝えたい。特にこの本は後藤さんの企画から生まれ、その丁寧で的確なサポートのおかげで、ストレスなく、闘病記なのに楽しく書くことができた。

本当にありがとうございました。

この本が、がんと闘っている人やその家族にとって少しでもお役に立てば、これに勝る喜びはない。みなさんの治療が有意義なものとなるよう祈念している。僕も来年七月に迫った還暦の誕生日を目指して、もう少しだけ頑張ってみようと思います。

長田昭二

二〇二四年十月二十五日

長田昭二（おさだ しょうじ）

1965年、東京都生まれ。日本大学農獣医学部卒業。新聞社、出版社勤務を経て、2000年からフリー。「文藝春秋」「週刊文春」「文春オンライン」「夕刊フジ」などで医療記事を中心に執筆。2020年に前立腺がんが発覚し、現在は「ステージ4」で闘病中。日本医学ジャーナリスト協会会員。日本文藝家協会会員。著書に『あきらめない男　重度障害を負った医師・原田雷太郎』、『貨物列車で行こう！』（文藝春秋）他。

文春新書

1476

末期《まつき》がん「おひとりさま」でも大丈夫《だいじょうぶ》

2024年11月20日　第1刷発行

著　者　長田昭二
発行者　大松芳男
発行所　株式会社　文藝春秋

〒102-8008　東京都千代田区紀尾井町3-23
電話（03）3265-1211（代表）

印刷所　理想社
付物印刷　大日本印刷
製本所　加藤製本

定価はカバーに表示してあります。
万一、落丁・乱丁の場合は小社製作部宛お送り下さい。
送料小社負担でお取替え致します。

ISBN978-4-16-661476-9